Bobath Concept

Theory and Clinical Practice in Neurological Rehabilitation

Edited by

Mary Lynch-Ellerington
Sue Raine
Linzi Meadows

This edition first published 2009
© 2009 by Blackwell Publishing Ltd

Blackwell Publishing was acquired by John Wiley & Sons in February 2007. Blackwell's publishing programme has been merged with Wiley's global Scientific, Technical, and Medical business to form Wiley-Blackwell.

The right of the author to be identified as the author of this work has been asserted in accordance with the Copyright, Designs and Patents Act 1988.

All rights reserved. No part of this publication may be reproduced, stored in a retrieval system, or transmitted in any form or by any means, electronic, mechanical, photocopying, recording or otherwise, except as permitted by the UK Copyright, Designs and Patents Act 1988, without the prior permission of the publisher.

Cover Photos : Citi Jo/Shutterstock.com

> 改訂新訳

英国ボバース講師会議による
ボバース概念
神経リハビリテーションの理論と実践

編者
メアリ・リンチ・エラリントン／
スー・レイン／リンジ・メドース

監訳者
紀伊 克昌

訳者
小野 剛／小室 幸芳／木野本 誠／
髙橋 幸治／日浦 伸祐／真鍋 清則

翻訳協力
藤田 真樹子

Dear Colleagues

It is a great honour for BBTA that you have translated their book about the Bobath Concept into Japanese.

Working at the Bobath Centre from 1979 to 1990 with Dr and Mrs Bobath was one of the most pivotal and influential times of my career. They were both extremely visionary and together with my mentor Jennifer Bryce FCSP they demonstrated to me the enormous capacity for the human being to recover from devastating neurological impairments.

In addition I must pay a special thank you to Nigel Lawes who has helped me to understand the complexities of the wondrous nervous system. As therapists I feel it is fundamental to developing expert practice to have an in depth knowledge about the mechanisms we seek to recover and repair through our therapy

This book is written by expert clinicians who are all members of BBTA and full members of IBITA and as such are all actively involved in delivering training courses in the Bobath Concept in the UK and worldwide. It is primarily for clinicians and I hope that the way in which we have sectioned the book into different chapters concerning the main functional goals of rehabilitation facilitates your clinical reasoning in respect of the patients you treat.

I am especially honoured, to write this message to you, as I have always enjoyed a long and warm relationship with JBITA and the Japanese Occupational and Physiotherapists who have taken my courses and training modules. This year I will celebrate 20 years of teaching in Japan.

Please enjoy this book and use it to help develop your knowledge and your clinical reasoning skills.

Yours truly

Mary Lynch-Ellerington F.C.S.P.

日本の読者のみなさまに

　『Bobath Concept』の日本語版が翻訳されることは、英国ボバース講師会議BBTAにとっては大変名誉なことです。
　1979年から1990年までボバースセンターでボバース夫妻と一緒に仕事をした時期は、私の経歴の中で最も重要な時期と言えます。ボバース夫妻は二人とも大変洞察力のある方でまた私の指導者であったジェニファ・ブライス女史FCSPと共に、人間には重症の障害から回復できる偉大な力があることを私に示してくれました。
　更に私が神経の複雑さを理解することに力をかしてくれたナイジェル・ローズ教授に敬意を表します。我々のセラピーを通して回復・修復しようとする身体のメカニズムについて、十分な知識を持って優れた実践を発展させることが大切なことを実感します。
　この本は、BBTAのメンバーでありIBITAのインストラクターでもある臨床実践者によって執筆されたものです。執筆者はいつも英国圏内だけでなく世界中でボバース概念に関する講習会を積極的に提供しています。この本は主に臨床実践者のためのものです。リハビリテーションの重要な機能的目標に関係している各章を設定してあり、皆さんが治療している患者さんの臨床推論を促すものであることを期待します。
　私はこのメッセージを書けることを光栄に思います。と言いますのは、私の指導者講習会に参加してくれた日本ボバース講習会講師会議JBITAのメンバー、そして私の講習会に参加してくれたセラピストの皆さんとは、今まで長期にわたって暖かい関係を築いてきました。そしてその関係は、今後もさらに深まっていくことでしょう。
　ぜひこの本を楽しく読んでください。そして皆さんの知識が深まり、臨床推論の技量を発展させるために活用してくださるを期待しています。

メアリ・リンチ・エラリントン

日本語版発刊にあたって

IBITA シニア インストラクター
紀伊 克昌

　この本の題名のボバース概念、執筆者グループの英国ボバース講師会議(BBTA)におけるボバースとは、いうまでもなくカレル・ボバースKarel Bobathとベルタ・ボバースBerta Bobath夫妻の名前に由来している。

　英国ロンドンでボバース夫妻が主宰した西部脳性まひセンターで定期的に開催されていた「専門職卒後12週間基礎講習会」を、監修者は1970年に受講した。およそ3か月の間、毎日のようにボバース夫妻から直接に、濃厚な指導を受けた。指導が知識、技術、臨床応用のサイクルによる「考えるセラピスト　thinking therapists」養成であったので、40数年経った今でも夫妻の助言が、口調も含めて鮮やかに蘇る。またベルタ・ボバースは「対象者を、良く観察し、問題の本質を分析し、新しい知見で解釈し、少しでも善くなりそうな手段を試し、挑戦しては前に進みなさい、そして、この歩みは決して止めないで下さい、なぜなら私たちの仕事(ボバース概念)は未完成ですから」と、プロフェッショナル姿勢を強調した。自ら、成人中枢神経疾患に対する評価と治療に関する本を20年間に、3度改訂した。初版は既存の成人中枢神経疾患リハビリテーション・プログラムにおける量的追及の弊害が強調され、第2版では感覚・運動・感覚のサイクルと、Bernsteinのシステム理論を治療手技に緻密に反映させ、第3版ではさらにきめ細やかな選択運動獲得手順の技術を解説するとともに、治療場面と生活場面連携の24時間概念の重要性を強調している。

　1991年にボバース夫妻は、生涯を終えられたが、直接に夫妻の指導を受けたシニア・インストラクター達が、歩みを止めることなく、問題解決能力を高め、治療理論を進化させている。ロンドンボバースセンター2代目所長のジェニファー・ブライス　Jenifer Bryceは、小児、成人の両分野を含めて、1990年以降の改革的ボバースモデルを提示して、古典的ボバースと区分した。卓越した治療者であるとともに、優秀な教育者であったブライス女史が、ベルタ・ボバースの後継者として、世界中の関係者から期待が高まっていたが、残念ながら1998年に若くして、この世を去った。

日本語版発刊にあたって

　1982年に大阪にボバース記念病院が設立された当初は、ブライス女史によって、成人ボバース基礎講習会や上級講習会が開催され続けたが、1992年からはロンドンボバースセンターの成人部門専任のメアリ・リンチ　Mary Lynch女史を、毎年招聘するようになった。リンチ女史は、忠実にボバース夫妻の主張を受け継ぎながらも、毎回、斬新な臨床的解決アイデアを示され、極めて普遍的な理論で説明し、時として最新の研究からの仮説を、臨床推論に活用され、講習会のどの場面でも受講生を感激させる。背景には、英国ボバース講師会議（BBTA）メンバーの高度な技術と情報の共有がある。

　この本の出版動機のひとつとして、ボバース講習会での教科書を目的としているが、成人中枢神経疾患のリハビリテーションに関係する理学療法士、作業療法士、言語聴覚士、医師などのすべての専門職ばかりでなく、その道を目指す学生にも判りやすい説明になっている。

レイモンド・テリスによる序文

　成人患者を専門とする医師・神経リハビリテーション専門家である私が、小児の神経障害、特に脳性麻痺のリハビリテーションに生涯を捧げてきたカレル・ボバースとベルタ・ボバース Karel and Berta Bobathに恩義を感じることは、いささか奇妙に思われるかもしれない。だが、それは紛れもない事実である。我々の実践する神経リハビリテーション手法にボバース夫妻の与えた恩恵的影響は計り知れず、神経損傷による影響を克服しようとする人々のケアに関わる誰もが、ボバース夫妻に深く恩義を感じているはずである。ボバース夫妻が数十年も前にキャリアをスタートさせ、神経損傷を有する患者一人一人の状態に対する人間味あふれる深い考察、言わば「臨床的良識」と呼べるものを科学に取り入れるアプローチを開発した頃は、今では当たり前のことが、異端、奇抜であると考えられていた。

　長年に渡る過程を見れば、結果は一目瞭然である。私が1970年代に医師としてのキャリアをスタートさせたとき、脳卒中患者は内科病棟には歓迎されず、リハビリテーションのサービスは十分に発展していなかった。英国神経学の父といわれるハーリング・ジャクソン Hughlings Jacsonによる「脳の欠陥を埋めることはできない」との観察結果に込められた彼の虚無主義が、当時主流であった考え方を要約している。スー・レイン Sue Raineが寄稿文で述べるように、これらの患者が受けていたマッサージ、温熱療法、あるいはプーリー、懸垂および重錘などを用いた他動・自動運動といった理学療法は、整形外科的側面に偏り、方法的に誤っていることが多かった。

　結果は悲惨だった。脳卒中患者は決まって、ついには上肢の重度屈曲（指が硬く丸まって、手洗いがほぼ不可能に）、下肢の伸展と足部の下垂足による歩行の危険（股関節の分回しが必要となる）、そして多くの場合、慢性的なひどい重度肩部痛を起こしたのである。不適切な固定具と歩行補助具がさらに患者のやる気を失わせた。

　医師として未熟であった私は、この悲惨な状況は脳卒中患者にとって避けられない結果なのだと考えていた。そうではないかもしれないと思い始めたのは、ボバース革命が英国で足がかりをつかみ出してようやくのことであった。その革命の肝にあるのは、本書のタイトルが示すとおり、その概念であった。そしてこの概念の肝にあるのは、回復と自立を促そうとするなら、（ジェフリー・キッドGeoffrey Kiddの言葉を借りると）「神経系にそれが分かる言葉で語りかける」ことが必要であることを理解することであった。それは、とに

もかくにも、ボバース・アプローチより前に行われてきた「整形外科的」戦略から脱却することを意味した。この考え方は現在では一般的だが、特に理学療法士以外の専門家たち（私自身もそうであることを認めなければならない）から、長年理解されず懐疑的な目を向けられてきた。

まさに、本書では神経系にそれが分かる言葉で語りかける方法を詳しく説明する。本書は、英国におけるボバース概念の応用と発展の中心を担う一流の神経理学療法士の知識の集大成である。素晴らしく明快な各章の中で、執筆者たちは正常運動・異常運動の基礎をなす神経生理学の深い知識に、長年の実践経験から得た見解を織り込んでいる。ボバース・アプローチのカギは、患者がどの段階にあるかを理解することである。これは、傷害とそれによる運動行動の評価から、患者の期待、不安、希望、信頼の程度を判断することまで幅広い。

ボバース概念の最も重要な側面の一つは、上肢運動障害、抑制調節の欠如とその後の痙直の症例において決定的な役割を認識することである。求心性入力を通して緊張亢進に影響を及ぼす可能性は、「反射抑制姿勢」とより静的要素の少ない「反射抑制パターン」の考え方へとつながった。これと関連して、患者の主要な課題は筋力低下ではなく異常な運動協調パターンと異常な緊張（一般的には緊張亢進）であることが提言された。これは運動制御のシステム・アプローチの一部だが、金太郎飴の中の金太郎のようにボバース概念を貫く考えであり、急速に進化してはいるが今後も検討されることだろう。

ボバース概念の恩恵的影響は、特定の技術の範囲を超えている。神経リハビリテーションのカギが「神経系にそれが分かる言葉で語りかける」ことであるなら、患者に数時間の理学療法（平日1日1時間、週末はなしというように）を受けさせるだけでは不十分であり、ケア中に訓練される手の効果が損なわれてしまう。リハビリテーションは1日24時間行われなければならず、そのためにはチームで取り組まれなければならない。すなわち、専門的な集学的チームの指示の下、運動回復が継続的に一貫して促進される。

ボバース概念は、さらにいうなら、神経リハビリテーションを必要とする対象が、単に脳や脊髄の神経系ではなく人間であり、複雑な世界に耐え、それを理解しようとしているのだということを我々に再認識させてくれる。

ボバース概念の複雑さと豊かさは、本書において明らかである。概念の歴史と理論は、

第1章でスー・レインが明らかにしており、脳の可塑性についての現在の理解と重要な関連性をもたせている。リンジ・メドースとジェニー・ウィリアムスは機能的運動に重点を置き、効率的運動に必要な要素（姿勢制御、バランス戦略、運動パターン、筋の強度、持久力、速度および精度の決定因子）をそれぞれ説明している。ポール・ジョンソンは、理学療法の科学、技術および技能の中心となるスキル、すなわち評価と臨床推論を分析する。評価と治療の相互作用は、反応や患者の状態の進展を踏まえて、治療計画を継続的に変更することを必要とする。評価は、真のプロフェッショナリズムの根幹を成す。このトピックについては、ヘレン・リンドフィールドと、デヴィ・ストラングが当該の章で述べている。彼らの思慮深い結果測定の考察はそれ自体が、治療の効果を臨床的に判断するボバース・セラピストの取り組むべき課題である。

　座位から立位までの経過や移動の制御に関する以降の章は、効率的運動だけでなく、さらに広範囲な効率的活動および自立的生活を構成する要素の分析におけるボバース・アプローチの偉大さがよく分かる。症例研究は期待通り、明快かつ有益である。ここでは（他の章もそうだが）、実世界の現実的な取り組みが紹介されている。上肢の機能回復について扱った章は、私が最初に紹介したような最悪の事態はもはや上肢に及ぼされない理由をはっきりと教えてくれる。最後の章「ボバース概念の24時間アプローチ」は、リハビリテーションの全プロセスに対する英国ボバース講師会議（BBTA）の貢献の一つを概説する。

　全ての知的革命は一度確立されると、革命を起こされたそれまでの実践や理論と同じくらい独裁的になるという危険をはらんでおり、ボバース概念も例外ではないとしばらくは思われていた。ボバース概念の当初の見解や仮説は確固たる真実であるものと考えられ、一度進歩したボバース概念はさらなる進歩を阻むように思われた。筋力強化エクササイズは痙直が増悪（ことによって機能が低下）し、また筋力は筋緊張および高次協調運動ほど重要ではないという理由からくる筋力強化エクササイズに対する反対意見は、そのいい例である。1990年代に実施されたその後の研究で、筋力強化エクササイズは痙直を増加させるだけでなく有益な効果もあることが示された。

　この定説がすぐに覆されたのはおそらく、ボバース・アプローチが、問題意識を最も高く持ち、神経リハビリテーションの改善に最も熱心な、最も有能な施術者たちを魅了したため

であろう。メアリ・リンチ・エラリントン、FCSP、BBTAなどの神経理学療法士のリーダーシップのもと、基本的見識と将来性を損なうことなくボバース概念を再考し、神経損傷患者のリハビリテーションに対しエビデンスに基づくアプローチを取ることが推進されている。カレル・ボバース自身が述べているように、「ボバース概念は永久的であり、年々、成長と発展を続けていくことを望んでいる」。

姿勢制御の低下と先行随伴性姿勢調節に関連するフィードフォワード制御の欠如が障害の基本的な要因であることが現在認識されており、ボバースの思考の中心にあるいわゆる過緊張性は、姿勢制御および随意運動の欠如の背景に対しての機能の試行に関連する反応であると現在は考えられている。有害な筋緊張状態の神経性および非神経性要素の役割についても認識されており、特別に扱われている。これは、患者を個別の問題を抱え「活動化」を必要とする人としてみるBBTAの見解と一致する。

ボバース概念の進展については本書で明快に記されている。最適な抑制は患者を日常の活動を行わせることで及ぼされるという認識は、元来のボバース概念の中心的な考え方が発展した一つの道筋を示している。要するに、ボバース概念は神経リハビリテーションへのアプローチの中核に位置しており、損傷への反応や回復を呼び起こす因子について、特に神経科学、脳機能に関連する理解の急速な発展を有効利用する心構えがそこにある。後のページで神経可塑性についての記述が特に目立っていることは偶然ではない。

私を含む多くの研究者がかつて、カーとジェファード（Carr and Shepherd）やルード（Rood）のスクールのような他のスクールを根拠も提示せずに擁護し、それらとライバル関係にあるスクールを設立しようとするボバース夫妻を批判した。これは今や真実ではない。患者にどのようなことが行われるかを文書化し、適切なツールを用いて結果を評価しようとする前向きな意欲がある。そしてこれはまた、驚くべきことではない。ボバース概念自体が、直観に基づいた経験的アプローチから、日々新たに生まれている神経科学に基づくセラピーへと移行するための重要な刺激であり、ボバース実践家は日々生まれる新たなセラピーを患者に取り入れている。英国医科学アカデミーの『Restoring Neurological Function. Putting the Neurosciences to Work in Neurorehabilitation』(2004)の報告にて示唆された、神経リハビリテーションが今や医学の上座に君臨しているという事実は、ボバース運動の支持に負うところが大き

レイモンド・テリスによる序文

い。一方、ボバースの基本精神「パートナーとしての患者、患者の現在の状況に適したリハビリテーション、各個別セッションに限定されるのではなく24時間7日の活動として行うリハビリテーション」は、変わらないものである。理学療法がどれほど科学的になっても必ず、技術、技巧、そして人間である患者に対応するセラピストの人間性の表現がそれには加わる。ドイツの偉大な哲学者であるフリードリヒ・ニーチェは、「いつまでもただの弟子でいるのは、師に報いる道ではない」（氷上英廣訳）と述べている。従って、セラピストたちの師であるボバース夫妻に代わって、その弟子や弟子の弟子たちが、ボバース概念を新しい段階へと導き、異なる重点を与えていくのである。

　本書は、ベルタ・ボバースの解説書と同じくらい重要な道標である。現代のセラピストは学生も上級施術者も、有益な指針と素晴らしい実例を得ることができる。本書は、深刻な神経損傷に苦しむ患者の複雑な要求にアプローチする理学療法士の手段を進歩的に改良するような影響力を与えるものであり、多くの版を重ねることになるだろう。編集者および執筆者には賞賛と感謝の意を表したい。本書は、神経リハビリテーションの実践される全ての場所で用いられるべき良書である。

英国マンチェスター大学名誉教授　**レイモンド・テリス**
Emeritus Professor Raymond Tallis,
BM, BCh, BA, FRCP, FMedSci, LittD, DLitt, FRSA

英国ボバース講師会議について

　英国ボバース講師会議（BBTA）は、英国内の臨床エキスパートによって組織され、ボバース概念を基礎にして成人神経系障害者の評価と治療を実践している。BBTAの全メンバーは、公的あるいは私的機関で患者を直接治療することによって臨床技量を維持、向上させている。資格のある理学療法士と作業療法士に対して卒後研修として最新のボバース概念と技術を普及させ、新たに指導者になろうとするセラピストを支援することがBBTAの主な責務である。

　BBTAのメンバーは、国際ボバース講師会議（IBITA）のメンバーでもあり、世界中の人と強く繋がっている。BBTAのメンバーは、英国内外の多くのセラピストの教育と指導に携わっている。

　神経科学、神経筋可塑性、運動制御、運動学習などの分野で発展している知識と照合させながら、ボバース概念の論理的仮説とその応用は今なお向上している。その基本的概念は、同じ主要原則に従っており、その応用は最新の科学的根拠に沿って進化している。ボバース概念における発展は、長年ボバース講習会の初級コース、基礎コース、上級コースを通して広められてきた。こうした講習会は臨床推論Clinical reasoningを促し、その応用は効率的機能的運動、運動のシステム制御理論、運動学習の原則を基礎としてきた。多くの神経障害者が講習会に協力してくれており、教育的経験に貢献している。

　講習会の人気はさらに成長し続けており、多くのセラピストは学習を支えてくれるテキストがないものかとしばしば尋ねてきている。そのことを考慮して今回この本が出版された。この本は、ボバース概念を臨床的に応用する際の十分な洞察力を発展させるために参考になる。

　この本は、ボバース概念を応用する際の臨床推論を行う過程で重要になる多くの要素を、卒前・卒後の医療福祉分野の専門家に提供することを目的としている。最初の4章では、読者が臨床的実践の場でボバース概念を応用することを始める前に最新の仮説を理解できるように構成されている。この基礎的仮説から5～7章では、坐位と立位の間での運動、移動のコントロール、上肢の機能回復における臨床的事例を示し、十分に応用してもらえることを考慮している。8章では、神経リハビリテーションに対するボバース概念の24時間アプローチとリハビリテーション場面でチームワークを模索する必要性を強調している。

　この本は、セラピストに現代のボバース概念の原則を応用するための理解と能力を提供するものであり、最大の臨床的効果を促し、神経リハビリテーション分野で全ての患者の機能的結果が最適なものになることを目的にしている。セラピストが治療するすべての患者の生活の質QOLを改善することが最大の目的である。

目次

メアリ・リンチからのメッセージ iv
日本語版発刊にあたって──紀伊 克昌 vi
レイモンド・テリスによる序文 viii
英国ボバース講師会議について xiii

1　ボバース概念の発展と現在の理論的基礎 1
　はじめに 1
　ボバース概念の創始者および変遷 1
　ボバース概念の現在の基礎理論 3
　運動制御のシステム・アプローチ 4
　　可塑性 5
　　　神経可塑性／損傷後の神経可塑性の変化／大脳皮質の可塑性／筋の可塑性
　　運動学習 9
　　上位運動ニューロン症候群 11
　ボバース概念の基礎理論の臨床応用 12
　　運動制御 12
　　感覚系 15
　　筋骨格系 16
　　治療の補助的手段 16
　　機能 17
　まとめ 18

2　臨床推論の基礎となる機能的運動の理解 23
　はじめに 23
　正常運動と効率的運動 24
　代償戦略 25
　運動制御と運動学習 27
　　運動制御における求心性情報の重要性 29
　　姿勢と運動のシステム制御 31
　効率的運動の要件 33
　　姿勢制御 33
　　バランス戦略 34
　　運動パターン 35
　　筋力と持久力 36
　　運動速度と精度 38
　まとめ 40

3 ボバース概念における評価と臨床推論 ... 45
- はじめに ... 45
- 臨床推論モデルとボバース概念 ... 47
- ボバース概念を用いた評価の主要な特性 ... 49
- 臨床推論の基礎 ... 54
- ボバース概念を用いた臨床推論の図説 ... 55
  - 分析と初期の仮説生成 ... 56
  - 特殊な介入を用いた仮説の改良および検証 ... 57
  - 結果の評価とさらなる仮説の生成 ... 57
- まとめ ... 61

4 実践の評価 ... 66
- はじめに ... 66
- 国際生活機能分類に基づく機能、能力低下および健康の評価 ... 67
- 測定方法の選択に影響する要因 ... 68
  - 転帰の定義 ... 68
  - 測定目的 ... 70
- 測定の特性 ... 70
  - データ水準 ... 70
  - 妥当性 ... 71
  - 信頼性 ... 72
  - 変化への感度・反応性 ... 72
- 測定指標 ... 73
  - カナダ作業遂行測定(COPM) ... 73
  - 目標達成尺度 Goal Attainment Scaling (GAS) ... 76
- まとめ ... 81

5 坐位から立位、立位から坐位の運動 ... 85
- はじめに ... 85
- 文献からの臨床的考察 ... 86
  - 開始姿勢 ... 87
  - 座面の高さ ... 87
  - 足の位置 ... 87
  - 上肢の位置 ... 88
- 立ち上がり動作の運動相 ... 89
  - 第1段階:屈曲相 ... 89
    - 運動の開始で始まり、椅子から殿部が離れる(離殿)直前に終わる
  - 第2段階:体重移動相 ... 90
    - 離殿から始まり、足関節背屈が最大のときに終わる
  - 第3段階:伸展相 ... 91
    - 足関節の背屈の直後から、股関節伸展の停止まで
  - 第4段階:安定相 ... 91
    - 股関節伸展の停止から全運動の終了まで

立位から坐位への運動 92
　　　年齢の影響 95
　　　坐位からの歩行 96
　　　臨床的側面 97
　　　機能的条件下での運動 98
　　　　介助の対策 100
　　　臨床的具体例 102
　　　　初期症状の重要な要素 104
　　　　　仮説の改良／更なる仮説の改良
　　　　臨床的具体例のポイントのまとめ 114

6　移動の制御　　　　　　　　　　　　　　　　　　　　　　119
　　　はじめに 119
　　　二足歩行の重要な要因 119
　　　　移動の必須要件 120
　　　　三者間制御 121
　　　　歩行の開始の皮質性制御 122
　　　　臨床的関連 124
　　　歩行周期 124
　　　　感覚入力源としての足の役割 126
　　　　足の活性化による一側下肢支持の達成 126
　　　　移動の開始のための後方ステップの構築 128
　　　　姿勢の構えとしての側臥位の活用 128
　　　　安定した膝立背臥位(Crook Lying)を作り出しコア安定性へ働きかけるための
　　　　　姿勢の構えとしての背臥位の活用 129
　　　　高坐位からのスタンディング・ダウンを行う一側支持の姿勢の構えの構築 130
　　　　腹臥位および腹臥位からのスタンディング・ダウンの姿勢の構えの活用 130
　　　ボバース概念における体重免荷トレッドミルトレーニングの活用 131
　　　補助具 132
　　　　ケーススタディ 133
　　　　評価と初期治療仮説 134
　　　　　治療目標／治療介入／初期治療仮説
　　　　2日目 137
　　　　　治療目標／治療介入
　　　　3日目 139
　　　　　治療目標／治療介入
　　　　4日目 141
　　　　　治療目標／治療介入
　　　　5日目 146
　　　　　治療目標／治療介入
　　　結果測定 152
　　　　量的歩行分析 152
　　　まとめ 154

7　上肢機能の回復 ... **158**

- はじめに ... 158
- 上肢機能における姿勢制御の重要性 ... 160
- 肩複合体 ... 162
  - 肩甲骨 ... 163
  - 肩甲上腕リズム ... 166
- ファンクショナルリーチ（機能的上肢到達） ... 168
  - 対象物の位置 ... 170
  - リーチ ... 170
  - 熟練した把握 ... 173
- 手 ... 175
- 手の早期治療と管理 ... 175
- 手の評価 ... 176
- 手の接触定位反応 ... 178
- 手の内在筋の選択的強化トレーニング ... 178
- まとめ ... 183

8　リハビリテーション環境に求められるパートナーシップ：ボバース概念の24時間アプローチ ... **187**

- リハビリテーション環境におけるパートナーシップ ... 187
- 初期 ... 189
  - 姿勢の管理 ... 189
  - 回復のためのポジショニングとシーティング ... 191
  - 関節や軟部組織の潜在的変化に対処するための姿勢から姿勢への運動 ... 193
- 感覚遮断の克服と身体図式の刺激 ... 196
- 1日のスケジュール ― 練習の機会 ... 197
  - 合同治療セッション ― 一貫したアプローチ ... 198
  - 治療提供の強度 ... 199
  - 在宅プログラム ... 199
- 職場復帰 ... 200
  - ケーススタディ ... 201
  - 臨床仮説 ... 202
  - 仮説 ... 202
  - 治療介入 ... 203
  - 結果の評価 ... 209
- まとめ ... 211

索引 ... 215
著者、監訳者、訳者 ... 224

1 ボバース概念の発展と現在の理論的基礎

スー・レイン(Sue Raine)

はじめに

　神経障害を発症した患者の治療に用いられる神経学的アプローチは多くのものがある。中でもボバース概念は最も一般的に用いられるアプローチの一つであり（Davidson & Walters 2000; Lennon 2003）、神経リハビリテーションの分野に携わるセラピストに臨床的介入の枠組みを提供するものである(Raine 2006)。本章は、ボバース概念の創始者とその始まり、理論的基礎とその臨床現場での応用など、ボバース概念の概要について述べる。

ボバース概念の創始者および変遷

　カレル・ボバースは1906年にドイツのベルリンで生まれ、医師を目指して学び、1936年に医学部を卒業した。ベルタ・バッセは1907年にやはりベルリンで生まれた。ベルタは最初、治療体操師として修行を積み、正常運動、エクササイズおよびリラクゼーションについての理解を深めた（Schleichkorn 1992）。二人は第二次世界大戦直前の1938年にベルリンを去った。ロンドンで、ボバース夫人は理学療法士として修業し、1950年に英国理学療法協会から認められた(Schleichkorn 1992)。ボバース博士は小児科医としてキャリアをスタートさせ、後に脳性麻痺児を専門とした(Schleichkorn 1992)。

　1950年代以前の伝統的な神経リハビリテーションは整形外科的側面が強く、マッサージや温熱療法、あるいはプーリー、懸垂および重錘などを用いた他動・自動運動テクニックの使用が推進されていた（Partridge et al. 1997）。患者の機能を促すために固定具および歩行器や三点杖等の歩行補助具が患者に与えられた。当時の脳卒中患者は皆、判を押したように、上肢の屈曲や下肢の進展という同じ痙性パターンを示した（Bobath

1970)。麻痺側上肢はただぶら下がっているだけで機能しないものとなり、下肢は歩行中の支えでしかなくなった。

　1943年、ボバース夫人はある有名な肖像画家の治療を依頼された。患者は脳卒中にかかったが、従来の治療に満足できなかったのである（Schleichkorn 1992）。ボバース夫人は人間の運動とリラクゼーションの知識に基づく介入を基礎として、麻痺側の治療に重点を置いた。特殊な介助（ハンドリング）によって筋緊張が変化し、麻痺側の運動と機能的使用の回復が見込めることが観察によって認められた。ボバース夫人は観察を続け、これらの初期の観察結果とテクニックを治療の原則へと発展させていった。ボバース夫人は、医薬処方とは一線を画す理学療法専門分野の発展に極めて有意義な独自の評価手順を生み出した。ボバース夫人と協力しながら仕事をするボバース博士は、臨床成功例の理論的説明を得ようと、当時知り得た神経生理学を研究、応用した。

　こうして二人は協力してボバース概念を作り上げた。ボバース概念は、発展を続けつつ神経リハビリテーションの方向転換を促し続ける画期的なアプローチである。二人は「概念」を、臨床観察に基づき、入手可能な研究によって証明および支持される仮説的なものとして説明した（Schleichkorn 1992）。

　初期にボバース博士が知り得た神経生理学は動物実験を基礎にしていた（Bobath 1970）。そのエビデンスから、大脳皮質から原始的組織である脊髄への下行性抑制に重点を置く階層モデルが裏付けられた。神経系の複雑性は神経結合の大きさと数で決められ、その結合間に電気的活動を持つ多数の伝導路が配線接続されていると考えられた。運動は脊髄での反射の刺激によって誘発され、新生児期にみられる原始的な反射パターンが成熟過程において上位中枢からの抑制によって精緻化するものと考えられた。錘体路損傷によって抑制制御が損なわれることにより対側痙性片麻痺が起こることが判明した。それゆえ、ボバース夫人は運動行動の適応において抑制は重要なものであると考え、初期の臨床介入において、求心性入力を通じて筋緊張に影響を及ぼすことが可能であることを示した（Bobath 1978）。ここから「反射抑制姿勢」が生まれ、後に回旋運動要素を用いて定型的なパターンを分割した、静止の少ない「反射抑制パターン」へと発展した（Bobath 1990）。神経系は回復しないものであると考えられていたが、ボバース夫妻は神経系の修復を示す臨床症状の変化を発見した。

　ボバース夫人は1990年、患者の主要な問題は異常な筋緊張を伴う異常な運動協調パターンであり、個々の筋肉の強さと活動性の重要性は二次的なものであると述べた（Bobath 1990）。運動パターンの評価および治療は機能的使用のカギとなるものと考えられた。反射抑制姿勢は不要とされ、代わって運動と機能により重点が置かれ、治療において患者が積極的役割を担うこととなった。最適な抑制は患者自身の活動であると考

えられた (Mayston 1992)。特殊なハンドリングによって筋緊張を正常化し、自律運動と随意運動を促通することに治療の主眼が置かれた。ボバース夫人は、治療は全ての患者に処方される一連の体系的エクササイズではなく、個々の変化の必要性に合わせて柔軟に適応できる多様なテクニックでなければならないと考えた (Schleichkorn 1992)。ボバース夫人は、患者の感覚、知覚、適応行動、さらには運動の問題まで患者の全てを取り込む24時間包括的アプローチを提唱した（Bobath 1990）。準備は重要であると思われたが、ボバース夫人は機能に直結しなければならないことを強調した。

　ボバース概念は排他的なものではなく、認知障害や身体障害の重症度に関わらず、運動制御障害を有する全ての患者に適応されるものである。

　ボバース概念は、ボバース夫妻の生涯を通して発展し続けた。1984年、ボバース夫妻は世界中のボバース概念の指導標準と発展を維持させるため、ボバース概念講師会議（IBITA 2007）を設立した。一人一人のセラピストは経験や個性によって違った働き方をしても、同じ概念の下に治療を行うことができる、とボバース夫人は述べている（Schleichkorn 1992）。ボバース概念は永久的であり、年々、成長と発展を続けていくことを望んでいるとボバース博士は述べている (Schleichkorn 1992; Raine 2006)。

　神経科学の分野での知識の進歩が臨床的実践の評価に結び付き、ボバース概念の理論的基礎とその臨床応用は発展を続けている (Raine 2007; Gjelsvik 2008)。

ボバース概念の現在の基礎理論

　ここ10年に渡る臨床技術と技術的資源の進展が、神経科学、生体力学、運動学習の分野におけるエビデンスの増加をもたらした (Royal College of Physicians 2004)。これらの発展によって、人間の運動と病態学の影響についての理解が深まり、患者の機能的結果を最大限引き出す臨床的介入をセラピストに促す上で役立っている。機能的自立の改善と死亡率低下においてリハビリテーションの効果を裏付ける有力なエビデンスがあるが (Royal College of Physicians 2004)、その一方で、何らかの治療法が他のものより優れているか否かを特定するエビデンスは不十分である。個々の神経リハビリテーションの有効性を評価するようデザインされた研究は、方法論的な難しさをはらんでいる (Paci 2003; Luke et al. 2004)。

　現在のボバース概念は中枢神経系（CNS）損傷による機能、運動、姿勢制御の障害を持つ患者の評価と治療を行うための問題解決型アプローチであり、年齢も身体・機能障害の程度も様々なあらゆる人に適用される（Raine 2006; IBITA 2007）。ボバース概

念の基礎となる理論は、個人に関する重要な性質だけでなく、個人を取り巻く世界がどのように相互作用するかも含めた、運動制御へのアプローチを考慮している。新しい課題から可塑的に適応および学習して運動行動の精緻化を可能にする個人の能力は、患者が損傷後に回復する可能性を持つための基礎である。運動学習理論は、機能的遂行を経時的に変化させるために、運動の精緻化を可能にする生理学的修正を誘導し強化することを基本的原則としている。神経障害患者の運動学習と回復を最適化するために、上位運動ニューロン（UMN）損傷が個人やその運動制御にいかに影響を及ぼすかを理解することが重要である。

運動制御のシステム・アプローチ

　運動制御のシステム・アプローチは、ボバース概念の現在の理論的基礎を成している（Raine 2006）。システム理論は、バーンスタインBernstein（1967）の研究を基本としている。運動の神経制御の理解を深めるには、運動システムの特徴と人間の身体に作用する外力および内力について理解することが重要である。バーンスタインは生体力学的観点から、全身の多数の関節によってもたらされる複数の自由度とそれらが相互に作用できるために必要な制御を「機能的単位」とした。

　バーンスタインは、統合された運動制御は協同的に作用する多くの相互作用システムを通して分散されていると考えた。「運動の協調性は、動く生体の冗長な自由度を駆使できるようになる過程である」と述べ、運動における安定性と制御の重要性を認識した。また、筋肉が姿勢制御や移動のような運動の課題解決のためにいかに相乗的に作用するかについて説明した。

　シャムウェイクックShumway-CookとウォーラコットWoollacott（2007）は、バーンスタインの理論を発展させたシステム・アプローチについて説明し、ボバース夫人と同様、人間の運動行動は個人、課題および環境の間の持続的な相互作用を基本とすることを強調した。彼らは、運動が知覚、認知、行為のシステムの動的な相互作用の結果生じると説明し、運動目的を達成するために環境を受容し、統合し、環境に対応する中枢神経系の能力を強調している（Brooks 1986）。多くの主システムと補助システムが協同的に作動して運動を統合し、機能を及ぼしている。それらのシステムは上行性経路によって階層的に働く一方、多くの脳組織が同じ情報を同時に処理する並行分散処理によっても働く（Kandel et al. 2000）。神経系は、運動力学的、神経解剖学的、環境的作用によって移行する制御焦点を使用する。

運動制御のためのシステム・アプローチ理論は、現在のボバース概念に含まれる評価と治療の原則の基礎となっている(Raine 2007)。ボバース概念では、運動制御は複数の入力が関わる多くの主システムと補助システムの中で、多数の処理水準で調節しながら階層的にあるいは並行分散的に多重処理を行う神経系に基づくと考えられる。可塑性の能力は、神経系および筋系内の発達、学習および回復の基礎である。

可塑性

神経可塑性

　組織構造の可塑性とは、修正または変化する能力である。運動学習は、運動練習の結果もたらされる個人の運動遂行における永続的変化である（Wishart et al. 2000; Lehto et al. 2001）。運動学習時に検討されるべき修正を実行する構造は、神経系可塑性と筋系可塑性である。神経系が変化する能力は、小児では神経回路の発達中に発揮され、成人の脳では、新しいスキルを学習するときや新たな記憶を学習するとき、および生涯に渡る損傷への反応によって発揮される(Purves et al. 2004)。

　成熟過程での神経機能の修正は基本的に、活動中のシナプスの強度の変化を注意深く調節することで実現される（Kandel et al. 2000)。活動の学習はシナプスおよび回路に特有であり、促通的に働くか(強化)または抑制的に働く(弱化)シナプス伝達物質によって修正される。シナプス伝達物質の効果におけるこうした短期的変化は活動中のシナプス蛋白質の修正によるものであり、それはしばらく持続する（Purves et al. 2001; Calford 2002)。運動学習でこの短期的変化を起こすには、細胞レベルと分子レベルでより明確な修正が促されなければならない(Calford 2002)。

　運動遂行と学習において、変化が数日、数週間、数カ月あるいは数年続き、先まで持ち越される（キャリーオーバー）には、シナプス回路の変化と新しい神経軸索終末および樹状突起の局所的形成を及ぼす、新たな蛋白質の合成および遺伝子発現の変化が必要である。この構造的修正は長期増強（LTP）によってシナプスを強化することも、長期抑圧（LTD）によってシナプスを弱めることも可能である（Calford 2002)。運動スキルまたは運動遂行をある1日から翌日へと持ち越し、精緻化を可能にするのは、シナプスと回路の強化である。

　神経系と神経筋系は、内的情報と外的情報の両方に応じて適応し構造的組織を変化させることが可能である。この情報の操作は、空間的および時間的な加重とシナプス前抑制あるいはシナプス後抑制の促通効果を通じて神経系の構造的組織の変化に直接作用する。2種類以上の刺激が同時に与えられ、相互に強化されると、連想学習が可能と

なる。これにより、予測される刺激に関連性を持たせることが可能となり、歩行時の立脚相における股関節と膝関節の伸展のような同時に起こる2つの運動行動をリンクさせることができる。大脳皮質間の神経結合は、経験によって強化され再形成される。これは、「同時に発火するニューロンが結合を強める」ことにより運動学習を促進することを意味する（Hebb 1949; Johansson 2003）。神経分子の形態と機能的遂行には直接的な関連性がある（Kidd et al. 1992）。神経系は経験に基づいて継続的に修正を受けており、これらの修正が後に、様々な環境下で効率的かつ効果的な機能目標を達成する上で役立つ。

損傷後の神経可塑性の変化

　後天性脳損傷は、神経細胞死、神経軸索投射の中断およびニューロン間伝達を変性させる連鎖反応の可能性を及ぼす（機能解離）（Cohen 1999; Enager 2004）。脳損傷が運動制御と機能に及ぼす影響は、損傷部位とその大きさによって異なる。神経可塑性のモデルは、脳が機能の回復を目的とした再構築と適応によって損傷に対応することを示す証拠を提示している（Stephenson 1993; Nudo 2007）。損傷後の神経系で起こり構造的および機能的再構築を促す、3つの神経可塑性現象がある（Bishop 1982; Kidd et al. 1992）。すなわち、除神経性過敏、側枝発芽およびサイレント(潜在的)シナプスの活性化である。

　除神経性過敏は、他の脳領域からの入力が失われたときに起こる。神経伝達物質の放出が増えると、刺激に対する反応が強まる（Wainberg 1988; Schwartzkroin 2001）。シナプス後標的ニューロンは神経伝達物質に対する感受性が過剰となり、受容体部位が増える。側枝発芽は、損傷周辺の細胞で起こり、側枝の樹状突起が細胞の壊死によって失われたこれらのシナプスと結合する（Darian-Smith & Gilbert 1994）。サイレントシナプスの活性化は、以前機能していなかったニューロンが新たな接続の形成に利用されるときに起こる（Nudo 1998; Johansson 2000）。神経系内の再生を示す研究は増えてきている（Nudo 1998; Johansson 2000）。神経系の構造における変化は、体系的にまたは無秩序に適応性または非適応性の感覚運動行動を生み出し、回復を促したり阻害したりする(Nudo & Friel 1999; Nudo 2007)。

大脳皮質の可塑性

　皮質再現領域は、感覚入力、経験および学習によってだけでなく脳損傷に反応して、修正されることが明らかになっている(Bruehlmeier et al. 1998; Nudo 2007)。

　損傷後の皮質変化は、直接身体的および機能的な結果を伴う、特定の感覚運動機能的再現の消失に関連する。完全に回復することはないが、大脳皮質の可塑性と、大脳皮質損傷後の再マッピングを示す多くの所見がある。ある領域の再現が完全には損なわれていないとき、その周辺の梗塞組織および損傷部位と軸索発芽によって軸索コミュニケーションされる領域は再現を獲得し、それにより損傷部位の機能が可能になることが知られている（Rapisarda et al. 1996; Cramer et al. 1997）。点字を読む失明患者における触覚課題に関連する再構築が視覚野においてみられる(Sadato et al. 2004)。

　末梢神経系損傷後にみられる変化は、切断や局所麻酔後の患者の再マッピングなど、入力の変化に対する上方修正または下方修正のいずれかを及ぼす皮質反応に基づいており、損傷部位の再現が減少し、皮質内の周辺部位の再現が増加する（erzenich & Jenkins 1993; Yang et al. 1994）。ボバース概念は、内的再現を最適化し運動制御に働きかける選択的な求心性入力による、大脳皮質再構築の可能性を探っている。運動再学習の一環としての選択的な運動練習、あるいは課題、環境または個人的要素の操作も、可塑性変化を促すことを目的とする。これは左手の大脳皮質再現においてみられ、左利きの弦楽器奏者の左手が弦楽器奏者ではない人の左手と比較して大脳皮質再現が大きいことがスキャンにて示されている（Elbert et al. 1995）。普通の刺激よりも大きな刺激を与えられる恵まれた環境にある被験者は、重要な神経可塑性変化と機能的結果の改善が適時に促されることが示されている（Ohlsson & Johansson 1995; Johansson 1996）。各皮質領域の創発特性は、主に反復および同時性によって駆動される行動的要求によって絶えず形成される(Nudo 2007)。バーンスタイン Bernstein (1967)は、単なる反復が重要なのではなく、「変化のある」反復が重要であると述べている。そのような反復は運動皮質領域を駆動して別個の分子を形成し、それにより分離された個々の筋収縮よりもむしろ一つの機能単位として結合した活動が再現される（Nudo 1998）。筋と関節の精密な時間的協調を必要とする巧緻運動活動は、最適なキャリーオーバーを得るために、何回も練習が繰り返され、日常の重要な活動に適応されなければならない。バヨナ他 Bayona et al (2005)は、運動システムの結果は「それを使うか使わないか」であると述べている。脳の体性感覚システムでは、「それを刺激するか刺激しないか」である。ボバース概念においてはいずれも重要な考慮事項である。

筋の可塑性

　神経可塑性と同様、筋の適応能力についても広く研究されている。骨格筋は、人間の体の中で最も可塑的な組織の一つである (Kidd et al. 1992; Lieber 2002)。筋の組成、遺伝子発現、筋線維タイプの分布、α運動単位および運動終板の数と分布、筋節の数、ミオシン重鎖のプロファイル、筋線維長、ミトコンドリア分布、腱の長さ、毛血管密度および筋の質量など、実質的な筋のあらゆる構造的要素が、適切な刺激を受けて変化する可能性を持つ (Dietz 1992; Pette 1998; Mercier et al. 1999; Lieber 2002)。骨格筋は、筋に課される要求に応じて条件付けられたり脱条件付けられたりし、これらが筋の強度、速度および持久力などの特性に影響する。人間の運動を支えるために必要とされる筋の様々な役割および機能を可能にする、様々なタイプの筋線維が存在する (Scott et al. 2001)。特定の要件や変更される機能的要求に合わせた様々な筋線維タイプのモデリングおよびリモデリングの基礎となるのが、蛋白質の適応性と筋節および筋原線維のデザインである (Pette 1998)。筋線維の表現型は、神経活動性および機械的要素 (筋の伸長と活動の組合せ) によって決定される (Goldspink 1999)。

　要求の増大に伴って、速筋線維型から遅筋線維型への移行、ミトコンドリアのサイズおよび数の増加、筋全体の肥大を伴う毛細管密度の増加が起こることが研究により示されている (Mercier et al. 1999; Lieber 2002)。また、要求の減少または不使用に伴い、蛋白質合成の減少による筋消耗が起こる。この筋委縮は、遅筋線維型から速筋線維型に移行し毛細管密度の減少する遅酸素筋、姿勢筋および二関節筋においては、さらに急速に起こる (Mercier et al. 1999; Lieber 2002)。筋の短縮状態における不活動は、結合組織の増加、硬直の増加、他動的筋伸長に対する抵抗を及ぼす (Williams & Goldspink 1973)。短縮状態で固定された筋は、筋節が失われ、残された筋節はこの短縮位で最大の緊張状態に引き延ばされることが知られている (Grossman et al. 1982)。

　神経学的損傷とその結果生じる神経可塑性変化は、筋に課される要求に対して重大な影響を及ぼす。早期段階では、随意的命令の実行を達成できず、筋は不活動の固定状態に置かれたままであることが示されている (Gracies 2001)。筋が、α運動ニューロンとその運動終板の駆動の増加または減少を受けることにより、調節および脱調節が複雑に組み合わされる。過緊張筋は短縮位で固定されており、この状態では、筋節消失、アクチン・ミオシン架橋の分離不全、結合組織の蓄積を伴う拘縮の可能性が生じる (Watkins 1999; Gracies 2001)。駆動の増加の場合でも、運動単位の不十分な同期と筋によって生成されるトルクの減少により筋は衰弱することが分かっている (Gracies, 2001)。筋のコンプライアンス、長さおよび強さにおける不均衡はいずれも、選択的な運動制御に

必要な協調性に影響する。機能を損なわせる筋の長さに関係する主な変化は、筋長の減少と筋硬直の増加であることが分かっており、機能的転帰の不良に関連するのはこれらの二次的な筋骨格系合併症である（Ada et al. 2000）。

アンドリュースとボナハン Andrews &Bohannon (2000) は、麻痺側に筋変化が起こるだけでなく、非麻痺側にも正常な人と比べて筋力低下が生じることを示した。このことは、麻痺側と非麻痺側の両方における学習性不使用の重大性を強調しており、さらに、神経障害を有する患者の治療に個別的な包括的治療アプローチが必要であることを強調している（Hachisuka et al. 1997）。

ケンダル他 Kandel et al. (2000)は、可塑性を我々一人一人に与えられた潜在能力と述べている。可塑性は、治療の成功を握るカギとなる、中枢神経系を操作し再構築するための能力であり（Stephenson 1993; Schaechter 2004）、ボバース概念における治療介入の第一の基本原理は、この神経可塑性である（Raine 2007）。

運動学習

運動学習は、練習や介入の結果としてもたらされる、個人の運動遂行における永続的変化を意味する（Wishart et al. 2000; Lehto et al. 2001）。運動学習の原則は、我々がいかにして個人の運動遂行を促すべく個人、課題および影響に最適な操作を施し長期的な神経可塑性変化に影響を及ぼすことができるかを判断する上で役立つ。

新しいスキルの学習には多くの段階を経なければならない。この段階は、遂行が精緻化され学習のキャリーオーバーが示されるまでの、認知レベルから自動レベルへの発展を表している（Wishart et al. 2000; Halsband & Lange 2006）。この過程は、新しいスキルの学習のために皮質再現の発達を実現する。運動学習理論では、自発的参加、練習および有意義な目的がいずれも学習において重要であることが示唆されている（Schmidt 1991; Winstein et al. 1997）。タウブTaub (1993) とウィンスティン他 Winstein et al (1997)は、健常者、運動障害者のいずれにおいても、練習が運動学習とスキル向上の基本であることを認めている。

新しい運動スキルを学習する健常者を対象に研究された、運動学習の重要な決定因子と考えられる多くの変数がある（Winstein 1991; Marley et al. 2001; Ezekiel et al. 2001; Lehto et al. 2001）。以下に示す。

- 練習（回数、可変性、文脈干渉［ブロック練習やランダム練習などの反復順序］）
- 部分課題か全体課題か

- 増強フィードバック(頻度、タイミング、処理能力[フィードバックが提供される前に到達される遂行レベル])
- イメージ練習
- モデル化
- 誘導
- 注意の焦点(目標達成)および文脈多様性

　あらゆる練習の面で考慮すべき一つの重要な特徴は、問題解決過程に取り組む個人が、確実に課題を達成できるような状況を作ることである(Marley et al. 2001)。そうすることで練習がより効果的になることが分かっている(Sterr & Freivogel 2003)。

　多様な条件とランダム練習が運動学習にはより効果的であるのに対し（遂行のキャリーオーバー）、静的条件とブロック練習は即時運動遂行の改善により効果的である(Wishart et al. 2000; Marley et al. 2001)。部分課題と全体課題練習の利点は、学習される課題によって異なる。全体課題練習は、課題の性質が連続的(リーチ動作や把持動作)である場合や相互的(歩行)である場合に提示される(Dean & Shepherd 1997)。部分課題練習は、活動が個々のいくつかの課題に分割できる場合に有用である。増強フィードバックは、運動の特徴(遂行の知識)や結果(結果の知識)に関する情報を共有することである。連続フィードバックによっても遂行は改善されるが、フィードバックを少なくするかまとめて結果を受け取る方が、運動学習が良好であることが示されている(Saladin et al. 1994)。1セット失敗する(処理能力)ごとにフィードバックを受けると、学習に有効であることも分かっている(Ezekiel et al. 2001)。フィードバックは、リハビリテーション過程の基本である個人の動機づけにおいても重要である。

　イメージ練習は、身体活動を伴わない課題のリハーサルと定義されており、身体練習と併用されると特に良好な学習効果が示される。活動の時間やエネルギーに制限がある場合や、治療セッション外での身体的練習が危険であったりリハビリテーション過程において有害であったりする場合に有用である(Lehto et al. 2001)。

　課題の実演(モデル化)および有意義な目的指向型課題に則してデザインされた活動は有益であることが判明している（Wulf et al. 1999)。課題の文脈がない運動パターンもあってよいが、戦略的ではない(Majsak 1996)。課題は、文脈と意義を与える上で基本となる。個人が選択する運動パターンを決定し構成するのが、課題および運動戦略である。持続的に拘束し運動を方向付ける過剰な誘導または物理的装置は、問題解決の必要性を低下させ、学習の改善にはつながらない(Ezekiel et al. 2001)。誘導は、選択

的かつ段階的に行われなければならず、困難な運動の課題解決を個人に挑戦させるものでなければならない。

運動学習の原則では、あらゆる患者を考慮する必要がある。個人が、運動の問題に対する解決策を積極的に探れるよう選択され、適切に実現されることが必要である。運動学習では多くの場合、運動遂行の獲得における精度が向上するだけでなく、個人が活動を達成できる幅が広がる（Majsak 1996）。個人に運動の選択や運動戦略の多様性を与えることにより、それらのスキルを様々な課題や環境に移行できることも重要である。個人が有意義な運動活動を達成するべくスキルの移行や応用を準備する上で、課題を解決し運動のエラーを修正する機会を作ることが必要である。

脳卒中後の患者は筋骨格（生体力学）、神経筋、感覚・知覚および認知になんらかの制限があり、特定の運動スキルにおける運動学習の達成可能性が制限されるかまたは困難となる。個人の筋骨格系および感覚系を準備することは、効率的かつ効果的な目標達成を可能とする最適な認知処理の統合に必要である。準備のための時間と選択的な部分課題練習または全体課題練習に用いられる時間とのバランスが必要である。個人の制限、環境および課題の間の相互作用は複雑で継続的である（Majsak 1996）。

上位運動ニューロン症候群

脳損傷後の患者は、神経系だけでなく筋骨格系、感覚知覚および認知システムにも影響する複雑な状態を呈することが多い（Cohen 1999）。上位運動ニューロン（UMN）症候群は、一部または全ての下行性運動神経路に影響する損傷に関連するあらゆる制御障害の特徴を包含する（Barnes 2001）。上位運動ニューロン症候群の特徴は広範な2つのグループに分類される。上位運動ニューロン症候群の負の現象は運動活動の減少（筋力低下、巧緻性の喪失、疲れやすさ）を特徴とするのに対し、正の現象は運動活動の増加を呈する症状（痙直、間代、関連反応）に関連する（Barnes 2001; Sheean 2001）。負の性質は正の性質よりも障害の程度が大きいことが多い。適応的または機械的特徴も認識されており、結果として神経系、筋および軟部組織に及ぼされる変化を考慮しなければならない（Carr & Shepherd 1998）。

過緊張性は、脱抑制（神経変化）、可塑的再組織化および機械的変化が複合した結果である（Raine 2007）。痙直は筋緊張亢進の神経要素であり、速度に依存する。すなわち、筋が速く伸長されるほど、抵抗感は増大する（Lance 1980）。痙直に関連する抵抗は、運動をさらに困難にするだけでなく、筋の短縮位を維持させて、さらなる過緊張性と適応性短縮を及ぼす（Grossman et al. 1982; O'Dwyer et al. 1996）。筋緊張亢進

の重大性は個人によって様々であり、その影響も個人によって異なる。痙直は量的に示すことは難しく、全ての人に同一のものとして一様に理解されていない（Raine 2007）。だが、臨床現場で適切に参照されている最新の定義では、痙直は「上位運動ニューロンから及ぼされる感覚運動制御の障害であり、筋の間欠的または持続的な不随意活動として表れる」(Pandyan et al. 2005)。関連反応も、適応性筋短縮をもたらす正の性質である。ウォルシェ Walshe（1923）は、関連反応について強直性の随意制御を奪われた筋の姿勢反応と説明する。これらは罹患側の異常で不随意な典型的運動パターンであり、あらゆるきっかけで起こる（Lennon 1996）。姿勢制御の背景を欠く相動性収縮であり（Dvir et al. 1996)、機能の回復と効率的かつ効果的な運動を遂行する能力を妨げる。

　上位運動ニューロン症候群のすべての性質と、その結果患者に及ぼされる影響を総合して考慮しなければならない。筋緊張の変化、筋力低下、協調性の欠如はいずれも、筋、軟部組織およびそのアラインメントの適応性変化とともに、効果的な運動を回復する能力に影響を及ぼし、脳卒中後の患者の機能を制限する。その影響とは、重力に対し十分な緊張を生成する能力の欠如（負の性質）である場合が多いが、これは上位運動ニューロン障害後の患者にとって最大の問題をもたらす。運動パターンの協調性異常、バランス不良、感覚障害および緊張異常が片麻痺患者の主な身体的問題であることが分かっている（Raine 2007）。脳卒中後の筋の問題としてだけでなく、神経活動の栄養要素とシナプス要素の両方における低下を伴う神経筋支配の特殊性の低下として、筋力低下を考えることが重要である（Kandel et al. 2000）。個々の筋群の筋力は、活動のパターンにおける協調性ほど重要ではないが、筋力は、一部の患者の効率的な運動においてはやはり課題であり、作用および機能に必要な力を生成するため筋が十分に活動する必要がある（Mayston 2001）。中枢神経系が損傷した場合はこれを代償しなければならないことが認識されている。個人が損傷した中枢神経系の制約内で可能な最大限の機能を達成できるよう、個人を回復に導くことがセラピストの仕事である(Raine 2007)。図1.1にボバース概念の基礎となる重要な理論領域の統合を示す。

ボバース概念の基礎理論の臨床応用

運動制御

　ボバース概念には、全患者とその感覚、知覚および適応性行動だけでなく、患者の運動問題を患者個人のニーズに合わせて治療することが含まれている（Lennon 1996;

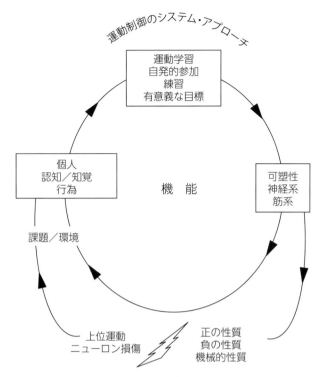

図1.1　ボバース概念の基礎となる重要な理論領域の統合

Raine 2007）。ボバース概念では、相互的過程として患者とセラピスト両者の可能性を探る。運動分析の訓練を受け、人間の運動の要素を理解することがセラピストには必須である。機能を最適化するために個人の評価および治療における特異性および個別性を促すことが、運動制御と人間の運動、神経生理学および運動学習の知識の応用である。各患者は、その損傷、個人の運動表現および運動効率性を最大化する潜在能力について評価を受ける。治療は、変わりゆく個人の反応に適応させ続ける必要があるため、予測可能であったり、紋切型あるいは反復性であったりしてはならない（Partridge et al. 1997）。

　ボバース概念は目的指向型であるとともに課題特化型であり、神経系および個人が効率的かつ効果的に機能できるよう、内的（固有感覚性）環境および外的（外受容感覚性）環境両方の変更と構築をめざす（Raine 2007）。治療はセラピストと患者との相互作用により、機能の改善が促される。セラピストの役割は、環境と課題を適切に活用することにより、運動を教えてそれをできるようにすることである。治療は、上位運動ニューロン損傷後の運動代償の効率性を改善することを目的とする。リハビリテーションは、運動制御の再獲得を学習する過程であり、損傷の結果自然に生じる代償を促すべきではない（Raine

2007)。治療は、自然な運動を促すのではなくむしろ個人の運動の効率性を最大限に促すことを目的とする(Raine 2007)。

　治療は、個人、課題および環境間の相互作用的過程である（Shumway-Cook & Woollacott 2007)。個人は変化する環境において機能全体を評価され、介入プロセスは、患者の生物心理社会的ニーズに合わせて個別化される(Panturin 2001)。治療は、神経可塑性、神経間相互作用および個人の運動表現を考慮して、運動遂行を変えるよう神経筋系、脊髄および上位中枢に働きかける(Raine 2007)。ボバース概念は、皮膚受容器と筋受容器を選択的に活性化することにより、上位運動ニューロン損傷後の神経駆動の低下を克服するための治療を実施する。早期の治療では、皮質組織の二次的損傷を減らし、回復可能性を最大限にする(Nudo et al. 1998)。

　セラピストは運動学習の原則、すなわち、自発的参加、練習の機会および有意義な目的を認識する必要がある(Raine 2007)。治療において重要視されるのは、患者の自発的参加が自然な気持ちからくるものかまたは意志によるものか、あるいはその両者によるものかである。運動は患者自身によって為され、最初はセラピストの誘導によって、最終的にはセラピストの誘導なく行われなければならない（Raine 2007)。学習または再学習のために、練習する機会が必要である（Mayston 2001)。患者が適切な活動によってある運動を練習できるようになったらすぐ、リハビリテーションの一環としてこれを奨励する。部分課題練習あるいは全体課題練習の使用の決定は選択的であり、課題および個人の両方に依存する。運動スキルの効率性が不十分である場合、セラピストはスキルを改善するべく運動構成要素を確認する。運動制御の定着に反復は重要だが、毎回正確に同じ動きをすることを意味するわけではない。「反復ではない反復」が重要である（Bernstein 1967; Lennon & Ashburn 2000)。リハビリテーション過程の一環として、セラピストは患者とその生活の様子を24時間管理することを検討しなければならない(Raine 2007)。患者は、キャリーオーバーを達成するため、治療セッションの間、運動と機能についての助言と誘導を受けるべきである。治療は、予防的側面と推進的側面から、継続的な方法で実施されるべきであり、身体的な問題および心血管系健康状態が考慮されなければならない。

　治療は、機能を阻害する異常で不十分な定型的運動パターンを対象とする（IBITA 2007)。治療は、痙直の定常化を防止し、残された機能を最大化することを目的とする（Cornall 1991)。セラピストは、筋緊張を正常化するわけではないが、筋の長さや運動範囲に作用することにより、非神経性レベルで筋緊張亢進に影響を及ぼすことができる(Lennon 2003)。セラピストは、筋および硬直関節のモビライゼーション、筋ストレッチ、より日常的な運動パターンの練習など様々な方法で、より効果的に、機能的課題の遂行に必要な労力を少なくしながら、筋緊張の減少を実現することができる（Mayston

2002)。患者が能動的に筋のアラインメントに適応し変化させることができる場合に限り、荷重によって異常な筋緊張に働きかけることができる(Raine 2007)。セラピストは、筋緊張を正常化すること自体を目的とするのではなく、運動を改善するために筋緊張に働きかける(Lennon et al. 2001)。

筋力低下が常に関連反応の発現の根底にある。安定性が得られないとき、患者は姿勢固定の病理学的形状として関連反応を用いる (Lynch-Ellerington 2000)。ボバース・セラピストは、関連反応によって作り出されるパターンをただ変化させるのではなく、関連反応の原因を探る。関連反応は可変的で、患者の運動制御の効率性、労力または運動の複雑性、あるいは不安の指標として用いることができ、患者の臨床決定に指針を与えることができる。目的は、関連反応を抑制することではなく制御することである (Lynch-Ellerington 2000)。

ボバース概念の主要な関心事は、姿勢筋緊張低下を克服するべく患者を活動させることである。治療では、選択的な運動を基本として、必要な姿勢安定性のため重力に対して筋緊張を作り出す個人特有の能力の問題に対処する必要がある (Lynch-Ellerington 1998)。運動代償の原因が姿勢とバランスの欠如である場合、患者の姿勢とバランスをより適切に制御できるようにするだけで、最終的には代償の発現は減少する。姿勢とバランスに作用できるような運動の問題以外にも、感覚および知覚の問題などたくさんの原因が考えられる。体幹と体肢の選択的運動は、短縮性運動も伸張性運動も、姿勢制御メカニズムと相互に依存し作用している。従って、選択的運動の回復は効率的な姿勢制御、アラインメントおよび機能にとって必須である (Raine 2007)。個人におけるバランスは、姿勢制御と関連させて定位と安定性を改善することによって達成される(Mayston 2002)。筋緊張を意識的に制御する要素はあると考えられるが、目的は、機能運動を開始し制御するべく患者の自律的なバランスと運動の制御を進展させることである。手を使った操作作業や目標指向運動の学習中など、一部の運動は認知が必要であると認識されている。だが、バランスのことを考えなければならない人は他の活動を同時に実行することはできないだろう(Leonard 1998)。治療介入の主要な目的は、効率性を改善し環境と自動的に相互作用する患者の能力を最大化するために、姿勢および運動戦略を最適化することである。

感覚系

感覚系は内的および外的な両環境に関する重要な情報を提供し、功緻運動はそれを基に修正され精緻化される。治療の最終的な目的は、患者自身の内的参照システムを再教

育して正確な求心性入力を提供し、患者に効率的で特化的な最良の機会を提供し、運動の選択肢を与えることである (Raine 2007)。スキル獲得のある段階において、体性感覚参照は言語的または視覚的フィードバックよりも重視される。この感覚の優先順位の変化は、注視などの代償戦略を減少するために必要であり、課題のためにより適切な感覚戦略 (姿勢制御、バランス、立体認知) を患者に要求する。運動の局在化 (例えば、指の運動など) を促すには特定の刺激が必要だが、感覚刺激自体は全体像ではなく、自動運動と結びつかなければならない (Raine 2007)。随意運動は、より精緻な運動が構築できる最も強力な感覚刺激の一つである (Leonard 1998)。

筋骨格系

筋は、作用力を生成するために十分な活動を必要とする (Mayston 2001)。治療の一環として、筋と軟部組織の両方に適切な長さとコンプライアンスを作り出し、必要な関節運動要素を達成できる十分な関節可動域を持つことが重要である。また、効率的な筋作用のために適切な長さに達することも必須である (Mayston 2001)。筋長を最適化するには、課題を遂行するための安定性要素と可動性要素の複雑な関係を統合しなければならない (Mayston 2001)。機能に最適な筋バランスを達成するには、治療として選択的で特殊な筋力トレーニングが必要となる場合がある (Raine 2007)。筋力強化のためだけでなく適切な抵抗エクササイズを強化するために、体重と重力を用いることができる (Raine 2007)。

セラピストのハンドリング技術は、患者に安定性とアライメントの制御を提供し、より効率的な運動パターンの達成へと導くことを目的とする (Raine 2007)。治療では、できるだけ効率的な運動の生成を患者に学習させることが重視される。しかし、運動は患者自身によって為され、最初はセラピストの誘導によって、最終的にはセラピストの誘導なく行われなければならない (Raine 2007)。

治療の補助的手段

ボバース概念は、体系的練習、矯正器具の使用、筋力トレーニングなどの他の方法や補助的手段を用いて実現することができる (Mayston 2007)。固定具および装具は、近位の体幹活動を改善する目的でアライメントまたは適切な荷重を得るために適応される場合がある (Mayston 2001)。治療セッションの間、麻痺の少ない身体部位の拘束は、麻痺した部位の活性化を促すために用いられる場合がある (Raine 2007)。セラピストは、

体肢の姿勢保持や環境サポートによる選択的な拘束を利用する。非麻痺側上肢抑制療法および運動イメージは、患者の自宅でのプログラムの一環として用いられる。イメージ療法は、活動的な運動が不十分で、運動の労力によって関連反応が起こる場合や有害となる不十分な運動戦略しか生じない場合、あるいは疲労のため十分な身体練習が行えない場合に検討される。姿勢制御を改善するため、あるいは歩行パターンの一環として下肢の相互活動を補助するため、セラピストは体重支持を用いたまたは用いないトレッドミルの使用を選択でき、これには、最も効率的なパターンを可能にする促通が含まれる。セラピストは患者をハンドリングおよび活動化させるあらゆるテクニックにより、運動を必要かつ可能にし、これらのより効率的な運動方法を日常生活に組み入れる（Mayston 2001）。メイトランドのモビライゼーションなどの他のテクニックを並行して使用することはボバース概念に適っている（Lennon & Ashburn 2000）。セラピストによる詳しい観察、分析および患者の課題遂行の解釈に基づき、補助的手段などを使用する決定が下され、目標設定のプロセスが患者と共有される（Mayston 2002）。

機能

治療は患者の潜在能力の評価に基づく。セラピストの役割は、機能的活動と十分な目標達成のための基礎となる、バランスおよび選択的運動の促通である。特定の課題における目標が十分に達成されたら、効率性を改善し一般化を促進するようさらに練習が必要である（Raine 2007）。セラピストは、目標を達成するべく、課題の特定の運動要素と機能的活動の両方に対処しなければならない（IBITA 2007）。治療では運動が促通され、機能的活動へ組み込まれる患者の運動の選択肢を与えるため、個人の自立性の達成に合わせてセラピストのハンドリングが変更される。患者は、同じ目標を達成するための代わりの戦略が与えられない限り、特定の方法での運動をやめるべきではない（Mayston 2002）。例えば、セラピストは患者の歩行をやめさせるべきではないが、歩行が回復の妨げとなりうる場合は、適切な促通または歩行補助具がなければ歩かないよう患者に助言する（Raine 2007）。準備は、それ自体価値のあるものではないが、キャリーオーバーを促すために患者にとって有意義な機能的活動に組み入れるべきである（Raine 2007）。患者の潜在能力に合わせ、日常生活を取り巻く環境に適した現実的な目標を設定する必要がある（Mayston 2001）。セラピストは、患者の機能的活動に対する潜在能力だけでなく、社会、レクレーション、レジャー活動への参加に対する潜在能力を追求するための治療の実施を検討しなければならない。ボバース概念での治療は、「機能的転帰の変化」を中心に置く（Raine 2007）。

まとめ

ボバース概念は、セラピストの知識ベースによって治療の観点が広がる生きた概念として、ボバース夫妻によって発展された（Raine 2006）。これらの発展は、神経科学、生体力学および運動学習の分野の進歩によって促され、支えられている。メイストーンMayston（2007）が述べるように、ボバース概念の中には変更された点も多くあれば、変わらないままの点も多い。

変わらない点を挙げる。
- 問題解決型の分析的アプローチである。
- 機能的課題の遂行の基礎となる、筋緊張、運動パターンおよび姿勢制御の理解。
- さらなる効率性、有効性、成功を患者に導くため、ハンドリングおよび活動化による課題の遂行方法を変更できる、という考え方。
- 個人の活動への参加を促す。
- 練習により運動を機能に応用することの重要性。

変更された点を挙げる。
- 神経性要素と非神経性要素の両方を含めて筋緊張を理解するよう変更。
- ランスLanceの定義（1980）により理解されている痙直が患者の運動障害の主な原因ではない場合が多いという認識。
- ボバース概念を実現するための、トレッドミル訓練、体系的練習、矯正器具の使用、筋力トレーニングなどの他の方法や補助的手段を用いることに対する理解の広まり。

ボバース概念の継続的な発展の一画として利用可能となっている新たな知識およびエビデンスを継続的に応用、評価していくことが必要である。ボバース博士の述べる通り、「ボバース概念は永久的であり、年々、成長と発展を続けていくことを望んでいる」（Schleichkorn 1992）。

主な学習ポイント

- ボバース概念の根底にある現在の理論的基礎を提供する、運動制御のシステム・アプローチ。

- 治療は、個人、課題および環境の間の相互作用プロセスである。
- 準備は、それ自体価値のあるものではないが、キャリーオーバーを促すために患者に有意義な機能的活動に組み入れるべきである。
- 可塑性は全てのスキル学習の根底をなすものであり、神経系機能の一部である。
- セラピストは、運動学習の原則、すなわち、自発的参加、練習の機会および有意義な目的を認識する必要がある。
- ボバース概念は、体系的練習、矯正器具の使用、筋力トレーニングなどの他の方法や補助的手段を用いて実現することができる。

参考文献

Ada, L., Canning, C. & Dwyer, T. (2000) Effect of muscle length on strength and dexterity after stroke. *Clinical Rehabilitation*, **14**, 55–61.

Andrews, A.W. & Bohannon, R.W. (2000) Distribution of muscle strength impairments following stroke. *Clinical Rehabilitation*, **14** (1), 79–87.

Barnes, M.P. (2001) An overview of the clinical management of spasticity. In: *Upper Motor Neurone Syndrome and Spasticity: Clinical Management and Neurophysiology* (eds M.P. Barnes & G.R. Johnson), pp. 1–11, Cambridge University Press, Cambridge.

Bayona, N.A., Bitensky, J. & Teasell, R. (2005) Plasticity and reorganisation of the uninjured brain. *Topics in Stroke Rehabilitation*, **12** (3), 1–10.

Bernstein, N. (1967) *The Coordination and Regulation of Movement*. Pergamon Press, Oxford.

Bishop, B. (1982) Part 4. Lesion-induced reorganisation of the CNS. Recovery Phenomena. *Physical Therapy*, **62** (10), 1443–1451.

Bobath, B. (1970) *Adult Hemiplegia: Evaluation and Treatment*. Heinemann, Oxford.

Bobath, B. (1978) *Adult Hemiplegia: Evaluation and Treatment*, 2nd edn. Butterworth-Heinemann, Oxford.

Bobath, B. (1990) *Adult Hemiplegia: Evaluation and Treatment*, 3rd edn. Butterworth-Heinemann, Oxford.

Brooks, V. (1986) *The Neural Basis of Motor Control*. Oxford University Press, Oxford.

Bruehlmeier, M., Dietz, K., Leenders, K.L., et al. (1998) How does the human brain deal with a spinal cord injury? *European Journal of Neuroscience*, **10** (12), 3918–3922.

Calford, M.B. (2002) Dynamic representational plasticity in sensory cortex. *Neurosciences*, **111** (4), 709–738.

Carr, J. & Shepherd, R. (1998) *Neurological Rehabilitation: Optimizing Motor Performance*, Butterworth-Heinemann, Oxford.

Cohen, H. (1999) *Neuroscience for Rehabilitation*, 2nd edn. Lippincott Williams & Wilkins, Philadelphia.

Cornall, C. (1991) Self-propelling wheelchairs: The effects on spasticity in hemiplegic patients. *Physiotherapy Theory and Practice*, **7**, 13–21.

Cramer, S.C., Nelles, G., Benson, R.R., et al. (1997) A functional MRI study of subjects recovered from hemiparetic stroke. *Stroke*, **28**, 2518–2527.

Darian-Smith, C. & Gilbert, C. (1994) Axonal sprouting accompanies functional reorganisation in adult cat striate cortex. *Nature*, **368**, 737–740.

Davidson, I. & Walters, K. (2000) Physiotherapy working with stroke patients: A national survey. *Physiotherapy*, **86**, 69–80.

Dean, C.M. & Shepherd, R.B. (1997) Task related training improves performance of seated reaching tasks after stroke. *Stroke*, **28**, 1–7.

Dietz, V. (1992) Human neuronal control of automatic functional movements: Interaction between central programs and afferent input. *Physiological Reviews*, **72** (1), 33–69.

Dvir, Z., Panturin, E. & Prop, I. (1996) The effect of graded effort on the severity of associated reactions in hemiplegia patients. *Clinical Rehabilitation*, **10**, 155–158.

Elbert, T., Pantev, C., Weinruch, C., Rockstroh, B. & Taub, E. (1995) Increased cortical representation of the fingers of the left hand in string players. *Science*, **270**, 305–307.

Enager, P., Gold, L. & Lauritzen, M. (2004) Impaired neurovascular coupling by transhemispheric diaschesis in rat cerebral cortex. *Journal of Cerebral Blood Flow and Metabolism*, **24** (7), 713–719.

Ezekiel, H.J., Lehto, N.K., Marley, T.L., Wishart, L.R. & Lee, T.D. (2001) Application of motor learning principles: The physiotherapy client as a problem-solver. III. Augmented feedback. *Physiotherapy Canada*, **Winter**, 33–39.

Gjelsvik, B.E. (2008) *The Bobath Concept in Adult Neurology*. Thieme, Stuttgart.

Goldspink, G. (1999) Changes in muscle mass and phenotype and the expression of autocrine and systemic growth factors by muscle in response to stretch and overload. *Journal of Anatomy*, **194**, 323–334.

Gracies, J.-M. (2001) Pathophysiology of impairment in patients with spasticity and use of stretch as a treatment of spastic hypertonia. *Physical Medicine and Rehabilitation Clinics of North America*, **12** (4), 747–769.

Grossman, M.R., Sahrman, S.A. & Rose, S.J. (1982) Review of length-associated changes in muscle. Experimental evidence and clinical implications. *Physical Therapy*, **62** (12), 1799–1809.

Hachisuka, K., Umezu, Y. & Ogata, H. (1997) Disuse muscle atrophy in lower limbs in hemiplegic patients. *Archives of Physical Medicine and Rehabilitation*, **78**, 13–18.

Halsband, U. & Lange, R.K. (2006) Motor learning in man: A review of functional and clinical studies. *Journal of Physiology, Paris*, **99** (4–6), 414–424.

Hebb, D.O. (1949) *The Organisation of Behaviour. A Neuropsychological Theory*. John Wiley & Sons Inc, New York. In: Guest Editorial. Neurorehabilitation and brain plasticity. *Journal of Rehabilitation Medicine* (B.B. Johansson, 2003), **35**, p. 1.

IBITA (2007) Theoretical assumptions and clinical practice. http://www.ibita.org/

Johansson, B.B. (1996) Functional outcome in rats transferred to an enriched environment 15 days after focal brain ischaemia. *Stroke*, **27** (2), 324–326.

Johansson, B.B. (2000) Brain plasticity and stroke rehabilitation. The Willis Lecture. *Stroke*, **31**, 223–230.

Johansson, B.B. (2003) Guest editorial: Neurorehabilitation and brain plasticity. *Journal of Rehabilitation Medicine*, **35**, 1.

Kandel, E.R., Schwartz, J.H. & Jessel, T.M. (2000) *Principles of Neural Science*, 4th edn. McGraw-Hill, USA.

Kidd, G., Lawes, N. & Musa, I. (1992) *Understanding Neuromuscular Plasticity*. Edward Arnold, London.

Lance, J.W. (1980) Symposium synopsis. In: *Spasticity: Disordered Motor Control* (eds R.G. Feldman, R.R. Young & W.P. Koella), pp. 485–495, Year Book Medical Publishers, Chicago.

Lehto, N.K., Marley, T.L., Ezekiel, H.J., et al. (2001) Application of motor learning principles: The physiotherapy client as a problem-solver. IV. Future directions. *Physiotherapy Canada*, **Spring**, 109–114.

Lennon, S. (1996) The Bobath Concept: A critical review of the theoretical assumptions that guide physiotherapy practice in stroke rehabilitation. *Physical Therapy Reviews*, **1**, 35–45.

Lennon, S. (2003) Physiotherapy practice on stroke rehabilitation: A survey. *Disability and Rehabilitation*, **25** (9), 455–461.

Lennon, S. & Ashburn, A. (2000) The Bobath Concept in stroke rehabilitation: A focus group study of the experienced physiotherapists' perspective. *Disability and Rehabilitation*, **22** (15), 665–674.

Lennon, S., Baxter, D. & Ashburn, A. (2001) Physiotherapy based on the Bobath Concept in stroke rehabilitation: A survey within the UK. *Disability and Rehabilitation*, **23** (6), 254–262.

Leonard, C.T. (1998) *The Neuroscience of Human Movement*, Mosby, St. Louis.
Lieber, R.L. (2002) *Skeletal Muscle Structure, Function and Plasticity. The Physiological Basis of Rehabilitation*, 2nd edn. Lippincott Williams & Wilkins, London.
Luke, C., Dodd, K.J. & Brock, K. (2004) Outcomes of the Bobath Concept on upper limb recovery following stroke. *Clinical Rehabilitation*, **18**, 888–898.
Lynch-Ellerington, M. (1998) Letter to the editor: Associated reactions. *Physiotherapy Research International*, **3** (1), 76–81.
Lynch-Ellerington, M. (2000) What are associated reactions? *Synapse*, **Spring**, 28–30.
Majsak, M.J. (1996) Application of motor learning principles to the stroke population. *Topics in Stroke Rehabilitation*, **3** (2), 27–59.
Marley, T.L., Ezekiel, H.J., Lehto, N.K., Wishart, L.R. & Lee, T.D. (2001) Application of motor learning principles: The physiotherapy client as a problem-solver. II. Scheduling practice. *Physiotherapy Canada*, **Fall**, 315–320.
Mayston, M.J. (1992) Therapeutic concepts. The Bobath Concept – evolution and application. In: *Movement Disorders in Children. Medicine Sports Science*, Vol. 36 (eds H. Forssberg & H. Hirschfield), pp. 1–6, Karger, Basel.
Mayston, M.J. (2001) The Bobath Concept today. *Synapse*, **Spring**, 32–35.
Mayston, M.J. (2002) Problem solving in neurological physiotherapy – setting the scene. In: *Neurological Physiotherapy* (ed S. Edwards), 2nd edn, pp. 3–19, Churchill-Livingstone, Edinburgh.
Mayston, M.J. (2007) What has changed and what stays the same in the Bobath Concept? http://www.fysio.dk/sw15980.asp
Mercier, J., Perz-Martin, A., Bigard, X. & Ventura, R. (1999) Muscle plasticity and metabolism: Effects of exercise and chronic diseases. *Molecular Aspects of Medicine*, **20**, 319–373.
Merzenich, M.M. & Jenkins, W.M. (1993) Reorganisation of cortical representations of the hand following alterations of skin inputs induced by nerve injury, skin island transfers, and experience. *Journal of Hand Therapy*, **6** (2), 89–104.
Nudo, R. (1998) The role of cortical plasticity in motor recovery after stroke. *Neurology Report*, **22** (2), 61–67.
Nudo, R.J. (2007) Post-infarct cortical plasticity and behavioral recovery. *Stroke*, **38** (part 2), 840–845.
Nudo, R.J. & Friel, K.M. (1999) Cortical plasticity after stroke: Implications for rehabilitation. *Reviews in Neurology (Paris)*, **155** (9), 713–717.
O'Dwyer, N., Ada, L. & Neilson, P. (1996) Spasticity and muscle contracture following stroke. *Brain*, **119**, 1737–1749.
Ohlsson, A.L. & Johansson, B.B. (1995) Environmental influences on functional outcome of cerebral infarction in rats. *Stroke*, **26** (4), 644–649.
Paci, M. (2003) Physiotherapy based on the Bobath Concept for adults with post-stroke hemiplegia: A review of effectiveness studies. *Journal of Rehabilitation Medicine*, **35**, 2–7.
Pandyan, A.D., Gregoric, M., Barnes, M.P., et al. (2005) Spasticity: Clinical perceptions, neurological realities and meaningful measurement. *Disability and Rehabilitation*, **27** (1/2), 2–6.
Panturin, E. (2001) The Bobath Concept. Letter to the editor. *Clinical Rehabilitation*, **15**, 111.
Partridge, C., Cornall, C., Lynch, M. & Greenwood, R. (1997) Physical therapies. In: *Neurological Rehabilitation* (eds R. Greenwood, M.P. Barnes, T.M. McMillan & C.D. Ward), pp. 189–198, Taylor & Francis Group, London.
Pette, D. (1998) Training effects on the contractile apparatus. *Acta physiologica Scandinavica*, **162**, 367–376.
Purves, D., Augustine, G.J., Fitzpatrick, D., Hall, W.C., LaMantia, A-S., McNamara, J.O. & Williams, S.M. (eds) (2001) *Neuroscience*, 3rd edn. Sinauer Associates, Massachusetts, pp. 582.
Raine, S. (2006) Defining the Bobath Concept using the Delphi technique. *Physiotherapy Research International*, **11** (1), 4–13.
Raine, S. (2007) Current theoretical assumptions of the Bobath Concept as determined by the members of BBTA. *Physiotherapy Theory and Practice*, **23** (3), 137–152.

Rapisarda, G., Bastings, E., de-Noordhout, A.M., Pennisi, G. & Delwaide, P.G. (1996) Can motor recovery in stroke patients be predicted by early transcranial magnetic stimulation? *Stroke*, **27**, 2191–2196.

Royal College of Physicians (2004) *National Clinical Guidelines for Stroke*, 2nd edn. Royal College of Physicians, London.

Sadato, N., Okada, T., Kubota, K. & Yonekura, Y. (2004) Tactile discrimination activates the visual cortex of the recently blind naïve to Braille: A functional magnetic resonance imaging study in humans. *Neuroscience Letter*, **359** (1–2), 49–52.

Saladin, L.S., Baghdady, M., Nichols, L. & Logan, S. (1994) The effect of reduced relative frequency of feedback on motor learning in stroke patients. *Physical Therapy*, **5** (suppl), S122.

Schaechter, J.D. (2004) Motor rehabilitation and brain plasticity after hemiparetic stroke. *Progress in Neurobiology*, **73**, 61–72.

Schleichkorn, J. (1992) *The Bobaths: A Biography of Berta and Karel Bobath*. NDTA and Therapy Skill Builders, Tuscon.

Schmidt, R.A. (1991) *Motor Learning and Performance: From Principles to Practice*. Human Kinetics Publishers, Leeds.

Schwartzkroin, P. (2001) Mechanisms of brain plasticity: From normal brain function to pathology. *International Review of Neurobiology*, **85**, 1–15.

Scott, W., Stevens, J. & Binder-MacLeod, S.A. (2001) Human skeletal muscle fiber type classifications. *Physical Therapy*, **81**, 1810–1816.

Sheean, G. (2001) Neurophysiology of spasticity. In: *Upper Motor Neurone Syndrome and Spasticity: Clinical Management and Neurophysiology* (eds M.P. Barnes & G.R. Johnson), pp. 12–78, Cambridge University Press, Cambridge.

Shumway-Cook, A. & Woollacott, M.H. (2007) *Motor Control: Theory and Practical Applications*, 3rd edn. Lippincott Williams & Wilkins, Baltimore.

Stephenson, R. (1993) A review of neuroplasticity: Some implications for physiotherapy in the treatment of lesions of the brain. *Physiotherapy*, **79** (10), 699–704.

Sterr, A. & Freivogel, S. (2003) Motor-improvement following intensive training in low functioning chronic hemiparesis. *Neurology*, **61**, 842–844.

Taub, E. (1993) Techniques to improve chronic motor deficit after stroke. *Archives of Physical Medicine and Rehabilitation*, **74**, 347–354.

Wainberg, M. (1988) Plasticity of the central nervous system: Functional implications for rehabilitation. *Physiotherapy Canada*, **40** (4), 224–232.

Walshe, F. (1923) On certain tonic or postural reflexes in hemiplegia with reference to the so called 'associated movements'. *Brain*, **46**, 1–37.

Watkins, C.A. (1999) Mechanical and neurological changes in spastic muscles. *Physiotherapy*, **85** (11), 603–609.

Williams, P.E. & Goldspink, G. (1973) Connective tissue changes in immobilized muscle. *Journal of Anatomy*, **138** (2), 343–350.

Winstein, C.J. (1991) Designing practice for motor learning: Clinical implications. In: *Contemporary Management of Motor Control Problems: II Step Conference* (ed. M. Lister), pp. 65–76, Foundation for Physical Therapy Inc, Alexandria.

Winstein, C.J., Merians, A. & Sullivan, K. (1997) Motor learning after unilateral brain damage. *Neuropsychologia*, **37**, 975–987.

Wishart, L.R., Lee, T.D., Ezekiel, H.J., Marley, T.L. & Lehto, N.K. (2000) Application of motor learning principles: The physiotherapy client as a problem-solver. I. Concepts. *Physiotherapy Canada*, **Summer**, 229–232.

Wulf, G., McNevin, N., Shea, S.H. & Wright, D.L. (1999) Learning phenomena: Future challenges for the dynamical systems approach to understanding the learning of complex skills. *International Journal of Sports Psychology*, **30**, 531–537.

Yang, T.T., Gallen, C.C., Ramachandrav, V.S., et al. (1994) Non-invasive detection of cerebral plasticity in adult human somatosensory cortex. *Neurology Report*, **5** (6), 701–704.

2 臨床推論の基礎となる機能的運動の理解

リンジ・メドース(Linzi Meadows)、
ジェニー・ウィリアムス(Jenny Williams)

はじめに

　現在のボバース概念は、運動制御のシステムモデルや可塑性の概念、運動学習の原理、人間の機能的運動の理解や応用を基礎としている。ヒトの運動を深く理解することは、臨床推論過程において非常に重要である。ボバース女史は、機能を行えるかどうかという量的尺度の「リハビリテーション概念」と、機能の質に目を向けた「ボバース概念」を区別した(Bobath 1990)。運動の質は、行動レベルでは運動パフォーマンスとして特定され、より効率的な神経リハビリテーション戦略を作成する上で重要である（Cirstea & Levin 2007）。

　リハビリテーション概念に関する現在の見解は、セラピストが機能に必要な姿勢や運動の質と量を改善させることを目的とする治療をデザインすることである（Shumway-Cook & Woollacott 2001）。だがこれは複雑で、単に真空状態での運動を理解するのとは訳が違う。各患者に固有の人生背景に特化した目標に見合う治療をデザインすることが極めて重要である。ノウェルNowell (1986)が発展させた相互制約のモデルは、運動パフォーマンスの向上における個人、課題および環境間の関連性を特定している。運動は、課題特有であるとともに、環境による制約を受ける。つまり、個人は特定の環境下で遂行される課題の要求に見合った運動を発生させる。相互に作用する課題と環境の要求に適合する個人の能力が、その個人の機能的能力を決定付ける。

　本章では、ボバース概念における臨床推論の基礎として、効率的な機能的運動のための必須条件について見ていく。また、神経障害患者の潜在能力を最大に引き出すために運動制御と運動学習を関連付ける重要性について概説する。さらに、神経系がどのようにこの過程に関わっているかについての概略も述べる。

正常運動と効率的運動

　正常運動の理解はボバース概念の基礎であると常に考えられているが、この正常運動が、ボバース・セラピストの最終的な目的であるかのように間違って解釈されることも多い。正常運動（または正常活動）は学習を通して獲得されるスキルと考えられているが、最も効率的かつ経済的な運動または特定の課題遂行の獲得を目的とするものであって、個人に固有のものである（Edwards 2002）。しかし、正常運動は神経リハビリテーションの考え方に適さないと指摘する研究者もいる（Koncraz & Dichgans 1996; Latash & Anson 1996）。

　神経障害のない「正常」な人々においては、効率性や代償性は幅広いため正常運動と質的運動が必ずしも同一ではないことを、ボバース概念は認識している。ラタッシュとアンソンLatash & Anson（1996）は、正常な人々の運動パターンは、ぎこちなく損なわれたレベルから、完璧で独創性を持つ運動まで幅広いものと考えている。最近の研究では、ボバース概念の目的は正常運動の獲得ではなく、個々の潜在能力を最大限に引き出し運動の効率性を向上させることだと指摘されている（Raine 2007）。

　バーンスタインBernstein（1967）は、運動システムの根本的問題は、膨大に存在する自由度の協調と制御であるとした。彼は、生体システムの作用について見識を得るため、多様な状況下における運動の速度、精度、多様性などの変数の変化を比較し、最適な運動遂行能力の発達について結論を述べている。（Bongaardt 2001）。高レベルな効率的遂行に関連する運動の質としては、最大限の目標実現、最小のエネルギー消費および最短の所要時間が挙げられる（Schmidt & Wrisberg 2000）。

　ボバース概念の基盤となる考え方では、神経障害患者と同様、「健常者」を扱うことによって、少ない労力でより効率的に機能を行うために運動する最適な方法を患者がいかに達成すればよいかが理解しやすくなる。運動パターンは、健常者では柔軟で多様性を持つが、神経障害患者ではそれらは減少する。機能的運動の多様性を獲得するためには、姿勢制御が重要な要因となっており（van Emmerik & vanWegen 2000）、これがボバース概念の重要な考え方である。

　運動は、知覚（身体図式のような感覚情報の統合）、行為（筋肉への運動出力）および認知（運動制御に関わる注意や動機、情動性を含む）の相互作用から発生する。臨床推論過程では、これらの要素をそれぞれに検討しなければならない。この考え方はメイストーンMayston（1999）によって支持されており、彼女は神経障害患者における効率的な機能的運動の獲得に関連する5つの要素を特定した。

1. 運動 — 姿勢および課題関連活動
2. 感覚 — 神経系による知覚刺激に対する選択的注意
3. 認知 — 動機付け、判断、計画および問題解決
4. 知覚 — 「図と地」を含む空間的視覚的知覚
5. 生体力学 — 神経的制御と生体力学的制御の補完的側面

　この複雑な統合過程が崩れてしまうと、患者はどんな手段を使っても機能的活動を実現しようとして、代償戦略を取る。神経障害患者の選択肢は少ないため、彼らの取る代償戦略は定型的で順応性の低いものとなる。これらの定型的な運動が次第に定着し、その結果、患者の運動の選択肢は限られていく。

　ボバース概念は、課題とその構成要素の両方のレベルでの働きかけを行い、質的に良好な運動の遂行を促すために欠けている要素を見つけていく。運動の特定の要素を見つけることができ、治療中に改善すれば、それを機能的背景に組み入れ、毎日の生活に持ち越していかなければならない。ボバース概念の第一の目標は、患者の潜在能力を最大限に引き出すことで、そのためには、どうすれば特定の機能的課題のパフォーマンスが改善されるかを綿密に評価することが基礎となる。

代償戦略

　ボバース概念では、神経系が変化することで、適応な感覚運動行動が適切に構築されたり、不適応な感覚運動行動が不適切に構築されたりすると認識されている（Raine 2007）。代償戦略が確立されると、潜在的な回復能力が妨げられてしまう（Cirstea & Levin 2007）。結局のところ、皮質構造と機能を最も強力に調節する因子の一つは、行動の経験である（Nudo 2007）。運動が制限されることや運動をしないことは、神経系に情報を送らないことであるため、患者にとって最も好ましくない状況である。全ての運動が完璧でなければいけないという考えは、現実的な解決策ではない。しかし、代償戦略をとることによって、患者は効率的かつ長期的に運動を回復させる自身の潜在能力を認識できなくなる。各自の神経損傷に基づき、各環境の中で注意深く個人を評価することが必要である。ボバース・セラピストの最終目的は、生体システムの本来持つ可塑性によって、個人の潜在能力を追求することである（Liepert et al. 2000; Nudo 2003）。神経可塑性は、課題、個人または環境の変化に対し、神経筋システムが適応して自らを再構築する

能力を意味する。

　ボバース女史(1990)は運動分析を綿密に研究し、その著書の多くは、より効率的で労力の少ない運動を行うための正常な運動順序の分析に重きを置いている。その強調点は目的指向型運動の質であり、定型的で労力を要する非適応的な運動戦略に繋がる代償戦略を最小化することである(Lynch & Grisogono1991)。最近のある研究では、障害された神経系がリーチ動作においてどのように代償を行うかを調べている(Cirstea et al2003)。同研究者らは、脳卒中からの回復過程の中で用いられた戦略を調べるため、次の変数を分析した。

- 運動の速度
- 運動の多様性
- 運動の分節性
- 空間的時間的協調性

　健常者群と比較した場合、軽度障害群および中等度障害群よりも重度障害群でさらに、これらの変数に大きな偏差がみられた。この結果から、患者が新しい運動パターンを作り出すという戦略から、健常活動としての運動を回復させる戦略に切り替える、回復の臨界レベルが存在する可能性が示唆された。このことは、運動の代償パターンの一部がいかにスキルの獲得を改善させるかということと、その他の代償パターンがスキルの獲得を妨害する可能性があることを理解する上で、臨床的に重要である。この研究は、サンプルが小さい、無作為抽出していないなど、方法論的に限界があるが、考えていく上で興味深い疑問を投げかけてくれている。

　この研究では、体幹の運動と上肢の可動域制限の間には正の相関性があり、上肢の運動障害が大きければ、体幹に用いられる代償運動が顕著になることも判明した(Cirstea et al 2003)。また、脳卒中患者の異常運動パターンと上肢の運動障害レベルとの間には有意な相関があることが判明した。急性期リハビリテーションでは、患者の重症度やトレーニングの特化性が、上肢の回復において重要な要因であることもわかっている(Winestein et al 2004)。

運動制御と運動学習

　ボバース概念では、各患者にとって最良の結果をもたらすべく、運動制御と運動学習の知識を活用する。運動制御は、運動を遂行するために必要なメカニズムを調節または指示する能力と定義付けられるのに対し、運動学習は、巧緻動作を生み出す能力を比較的永続的に変化させる、練習または経験に関連する一連の過程と説明される(Shumway-Cook & Woollacott 2007)。そのため、臨床推論には、運動がどのように実行されるか(運動遂行)、また、どのように学習されるか(運動学習)を理解することが要求される。

　運動学習の原則としては、自発的参加、有意義な目標および練習の機会が挙げられる。よって、リハビリテーションで最良の結果を導き出すために、これらの原則をプログラム組み込む必要がある。患者に興味を持たせ、動機付けを行うような目的指向型活動を取り入れることで、患者の辺縁系に直接的に影響を与え、運動の獲得に対し強い影響を与える。ボバース女史は、できる限り治療は機能的に関連付けられたもので、効率的なキャリーオーバーのため実生活の設定において実施されるべきだと強調している。

　ムルダーとホステンバッハMulder & Hostenbach (2001)は、運動学習の4つの基本原則を定めている。

1. 入力(情報)は必要不可欠である
2. 入力は多様であるべきである
3. 入力は有意義であるべきである
4. 練習場所は適応される場所に関連付けられるべきである

　運動学習は、顕在学習(explicit learning)と潜在学習(implicit learning)と呼ばれる2つの分野に分類できる。顕在学習は、表象的な情報の学習に関連し、意識的な高次の認知機能の要素が大きい。潜在学習は、意識下レベルでの運動スキルの学習の要素が大きい。運動スキルの学習は、学習が進んで自律的になるまでの初期の段階において、より多くの注意力を必要とする。

　運動学習は、明確な3つの段階に分類できる(Halsband & Lange; 2006)。

1. 初期段階：身体の感覚に誘導された運動をゆっくりと実行する段階で、その運動は不規則で、遂行時間も安定しない
2. 中間段階：感覚運動地図の段階的学習、速度が増してくる

3. 上位段階：速く自律的かつ巧緻的に遂行できる段階で、遂行時間も一定化し、感覚野全体の制御を行える。

　潜在学習の重要な側面は、巧緻運動を行う際の感覚運動情報の活用、すなわち統合にある。これには、大脳基底核や小脳、脳幹、感覚運動野など、脳のあらゆる領域が関係している。巧緻運動のシステム制御は複雑で、多くの異なるレベルでの並列処理が関係しており、これは、神経系が運動を生み出すために利用可能な選択肢を持つことを意味している。したがって、患者が運動制御の効率性を改善する能力を全く失ってしまうことは考えられない。このことは、脳の特殊な領域で行われる高次レベルでの認知機能などの顕在学習とは対照的である。

　適切な治療的介入を導くために神経学的損傷に関連したシステムの障害を理解することは、治療において特に重要である。

　姿勢と運動を統合する神経メカニズムは、神経系全般に広範囲にわたっており、課題とその背景に特化したパターンにおいて動員される (Stuart 2005)。円滑で協調された運動パターンを生み出す巧緻運動活動の学習には、筋と関節の正確な時間的協調性を必要とし、それは何度も練習して得られるものである(Nudo 2007)。巧緻運動を発達させる際の予測的適応のために、感覚運動地図を含む内部モデルが神経系によって活用されている(Takahashi & Reinkensmeyer 2003)。つまり、練習を特化させることにより患者がより適切な活動パターンに到達することが可能となり、これは機能的な巧緻運動の回復を促すための治療において非常に重要である。このことは、患者が運動結果よりもその活動のパターンに注意を向けた場合に運動の改善がみられた最近の研究で支持されている (Cirstea & Levin 2007)。しかし、運動の遂行に関する過剰な顕在的介入は、脳卒中後の潜在的な運動順序学習を阻害するとも報告されている (Boyd & Winstein 2003)。聴覚的情報は認知的に処理されるため、潜在学習に含まれる他の感覚の自律的過程を妨害する。故に、患者が自身の制御下で遂行される運動を経験しそれに注意を向ける機会を与えるよう留意しなければならない。同時付加的な口頭でのフィードバックは、遂行を促すが学習のレベルを下げると考えられている(Jensen et al. 2000)。

　顕在的情報は課題の学習によく利用される。例えば、課題の潜在学習を阻害または制限しているものを特定するために顕在的情報が用いられる場合がある。情報は患者や介護者、学術的チームメンバーに顕在的に与えられ、次の点が考慮される。

- ベッドや作業台の高さなどの環境的制約の調整
- 身体の一部を拘束し、他の部分を動かせるようにする

- 課題の開始、順序付け、スピードやタイミングなどの課題全体の変更
- 機能的に妥当な場面での課題の特定要素の強化
- 課題のための適切な姿勢定位
- 介護者や専門家チームメンバーへのハンドリングの指導

　特殊なハンドリングにて行われる促通もボバース概念の実践の一部であり、それは様々な方法で行われる。以下に例を示す。

- 感覚運動経験を増やして、身体部位の認識を高めること
- 例えば、先行随伴性姿勢調節（APAs）を発達させる中で、より効率的な活動の順序を促通すること

　神経促通テクニックが、感覚運動ネットワークにおける活動の正常化を行うことで脳卒中患者の運動機能を改善させるという予備的エビデンスがある（Miyai et al. 2002）。神経促通テクニックを用いた歩行パラメータに対する有意な短期的効果も示されている（Hesse et al. 1998）。

運動制御における求心性情報の重要性

　認知、知覚、行為の間の関連性が、自立的で適応的な機能的行動を実現するために非常に重要であることは、この章ですでに述べた。知覚は、特殊な様式の求心性情報を通して神経システムから受容する情報を基礎としており、それらには、皮膚感覚、関節感覚受容器、筋紡錘、ゴルジ腱器官、前庭情報、視覚、聴覚情報、嗅覚、味覚情報などが含まれる。これらの情報を通して、我々は外的世界を把握し、警戒し、身体像を形成し、運動を調整する（Kandel et al. 2000）。

　効率的な運動制御には、個人が視覚、前庭感覚、体性感覚（皮膚受容器、関節受容器および筋感覚受容器を含む）の情報と一致することが求められる（図2.1）。これらすべてが、姿勢身体図式としての身体姿勢の内部表象の発達に寄与している。これは、知覚や外界へ向けての行為を含むあらゆる相互作用の基礎となるが、一部は遺伝的に決定され、また一部は継続的な経験的学習により獲得される。故に、適応性はあるが脆弱であり、継続的に受容する情報に依存する。

　身体姿勢の内部表象は、感覚問題を解決する一般的な神経機構と考えられている。感覚源からの多くの情報を集結させ、入力情報と出力情報を組み合わせる（Massion

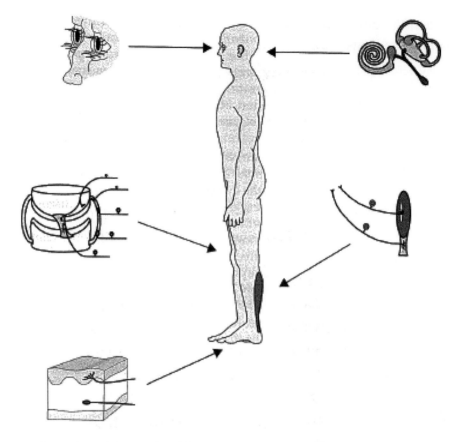

図2.1 (図の右上から時計回りに) 前庭器官、筋感覚求心性神経、皮膚感覚求心性神経、関節感覚求心性神経および視覚の順で情報を受容する身体図式。
ナイジェル・ロウズ Nigel Lawes (2009) より許可を得て改変。

1994; Perennou et al. 2000)。身体力学の中枢神経系モデルでは、運動中の姿勢の予測的制御が不可欠であると考えられている (Frank & Earl 1990)。

姿勢身体図式は以下で構成されている。
- 相互に環境と関連づけられた身体分節のアラインメント
- 支持基底面に関連づけられた身体分節運動
- 重力 (垂直) に関連づけられた身体方向

視覚、前庭感覚および体性感覚情報の統合は複雑であり、健常な感覚運動ネットワークに依存する。異なる感覚条件によって求心性感覚情報の重み付けがなされることが示唆されている (Oie et al. 2002)。これにより、課題および環境次第で最も適切な感覚へと

偏重させることが可能である。

　神経障害患者は、自らの姿勢身体図式に直接的に作用する利用可能な感覚を使用する。体性感覚が衰退し、視覚や前庭感覚情報に大きく依存している患者では、特に顕著である。よく起こる問題は、体性感覚の不適切な使用による後天性の感覚消失である。

　健常な状態では、神経システムは視覚や前庭感覚入力よりも体性感覚情報に重きを置いている。新たな運動スキルの学習では、姿勢制御のために一時的に視覚情報の方が重要になるかもしれないが、それはスキルがより自律的になり、体性感覚情報が本来の役割を取り戻すまでのことである(Lee& Lishman 1975)。神経障害患者は、視覚情報に非常に依存した状態が継続してしまい、それが体性感覚情報の統合を制限してしまう。

姿勢と運動のシステム制御

　神経学的患者に見られる臨床像は複合的であるが、常に姿勢と随意運動を制御するシステムの障害が関与する。脊髄への下行性の駆動が障害されることで、姿勢制御を背景とした適切な目的指向型のパターン活動に問題を生じる。ヒトの身体は上肢が自由に機能するために二足姿勢が進化しており、基本的に不安定である。われわれが日常の基本的機能に必要な多様な姿勢において適切な安定性を持続させるためには、精密に調整された情報の複雑な処理過程が必要である。

　姿勢反応は予測的に運動と並行して起こるか、予測できない動揺の際に生じ、一般的には前者がフィードフォワード制御、後者がフィードバック制御として知られている（図2.2）。フィードフォワード姿勢反応は、APAs（Anticipatory Postural Adjustments 先行随伴性姿勢調節）としても知られている。これらは、運動の前に起こる先行性APAsと運動中に起こる随伴性APAsに分類できる（Schepens & Drew 2004）。先行性APAs (pAPAs) は、肢節の随意運動の前に起こり、不安定要因に対して適応し、姿勢の安定性を持続させる（Horak 2006）。上肢の運動時に生じる体幹筋のAPAsの複雑な制御過程（Lee et al. 2007）を理解することが、神経障害患者へ効果的に治療を行うためには必要である。

　意図された行為は、小脳、大脳基底核および大脳皮質を含むさらに高次での運動企図を伴っており、過去の経験に基づいた運動および感覚システムに適応するフィードフォワード機構を形成する。姿勢制御とバランス活動は大脳皮質の影響を受けるが、脳幹内機構により調整される（図2.2）。予期できない動揺に対しての自律反応は、継続中の視覚、前庭感覚や体制感覚情報に基づいて起こる。素早い姿勢制御戦略を可能にする適切な筋肉組織の動員は、前庭脊髄システムと橋網様体脊髄システムを含む内側下行性

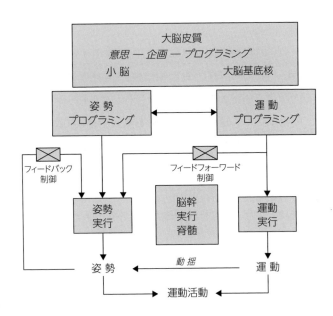

図2.2 姿勢制御の中枢性構成 。Lalonde, R. & Strazielle, C. より転載。
Brain regions and genes affecting postural control in *Progress in Neurobiology*, 81, 45-60, copyright 2007 with permission from Elsevier.

システムによって起こる。これらは体軸筋や近位筋群に作用し、垂直姿勢を維持したり、体幹と肢節の運動の統合を行なったりしている。皮質脊髄システムや赤核脊髄システムを含む外側下行性システムは、遠位筋群を動員する役割を持ち、選択運動を行うことで姿勢制御を補助する（Ruhland & Le van Kan2003; Schepens & Drew 2004; Lalonde& Strazielle2007）。神経障害患者では通常、これらのシステムの障害に偏向があるため、その臨床像も様々である。

　多くの患者にみられる第一の問題は姿勢筋への神経的駆動の弱化であり、それにより滑らかな協調的運動を行うための適切な抗重力筋活動を行うことが難しくなる。筋力低下と求心性情報の再統合は、脳卒中患者において姿勢の不安定性の要因となっている（Marigold et al.2004）。このことにより患者は固定戦略を取り、適応的運動の発達が阻害され、運動の選択性も制限される。興味深いことに、健常成人において、上肢の外転運動中に下肢の非対称姿勢に伴いAPAsが減少することが判明した（Aruin 2006）。

効率的運動の要件

機能性に関する効率的な運動の要件を特定することは、ボバース概念における臨床推論の基本である。姿勢制御は、運動における最も重要な基本であり、機能的運動のための姿勢制御に次の重要な要件を組み入れなければならない。

- バランス戦略
- 運動パターン
- 運動速度と精度
- 筋力と持久力

臨床推論のための運動制御の複雑さを理解する上で、これらの要因がいかに互いに連動しているか、または影響しあっているかを理解することが特に重要である。

姿勢制御

ヒトの運動の多様性は姿勢制御に関連しており、この多様性が適応的な機能的行動を可能にしている（van Emmerik & van Wegen 2000）。効率的運動のために姿勢制御が重要であることは文献でもほぼ異存はない（Pollock et al. 2000; Massion et al. 2004; Kibler et al. 2006）。これには、適切なバランス機構を用いて重力内で身体を方向づけたり、安定させたりする能力が含まれている。

バランスの回復は、日常生活において自立していくためには重要な要素である(Lundy-Ekman 2002)。特定の範囲内で身体の質量中心（COM）を維持する能力は、個人のバランス機構の効率性に影響を受ける。それゆえ、個人が支持基底面に対して身体の方向を変化させないでバランスを維持できる限界を意味する安定性の限界にも、個別性がある。

姿勢アラインメントを分析することは評価過程における重要な特性である（Lennon & Ashburn 2000）。ボバース・セラピストは、相互に関連したおよび支持基底面と関連したキーポイントのアラインメントを通して姿勢と運動を分析する。キーポイントは、運動を最も効率的に制御できる身体の領域と定義される（Edwards 1996）。キーポイントは、近位部、遠位部および中枢部に分類される。遠位部とは手部および足部、近位部とは肩甲帯、頭部および骨盤、中枢部とは胸郭中間部領域を示す。これらの領域は、三次元的

方向付けにおいて身体の筋肉の活動的制御を通して、互いに動的な相互関係になっている。これらのキーポイントは機能的単位に関連していることを認識することが重要である（Gjelsvik 2008）。例えば、骨盤は股関節と腰椎間の相互作用と関連し、また、関連する全ての関節と筋肉も含めて考える。

　ある姿勢でのキーポイントのアライメントは、姿勢の構えとして説明される。これは異なった姿勢において身体の分節間の活動的連結を特定する方法であり、セラピストはこのように表すことにより、患者がいかに運動を行なってきたか、どのように運動を行おうとしているかなどの仮説を立てることができる。姿勢の構えは制限された運動を反映する。姿勢は、機能的活動を分析するために安定した状態と動的状態で評価されるべきである。機能的運動の一部である中心的な姿勢の構えがあり、立位、背臥位、坐位、側臥位、ステップ立位、腹臥位が挙げられる。

　ある姿勢や機能的目標に関連する神経筋活動を適切なレベルで制御するには、神経系が適切な姿勢筋緊張を調整することが必要である。このことは重力の作用や支持基底面と関連しており、重力に抗するために変化していく環境的要求に継続的に適応している。下行性の脊髄活動は、通常は脊髄回路に影響を及ぼして姿勢筋緊張に適応する。このことにより、筋は硬直やコンプライアンスを適切に増減させて、安定性に適切なアライメントと運動の両方を得ることが可能になる。

　支持基底面との関係が単純に生体力学的なものだけではなく、身体と環境境界面との固有受容感覚の相互作用を伴うものでなければ、支持状態を認識することはできない。支持基底面は、ある姿勢内の運動またはある肢位から別の肢位への運動の参照点として作用する。支持基底面との相互作用の質は、環境に直接接している身体分節によって影響を受けるだけでなく、全身の分節の動的アライメントによって影響を受ける。

バランス戦略

　バランス戦略は、姿勢制御の枠組みの中での運動の組織化を可能にする。バランス戦略は、運動のパターンや筋における適応であり、学習や経験、感覚入力の作用を受けるフィードフォワードおよびフィードバック機構の結果として起こる。随伴性姿勢調節（aAPAs）は運動の間に起こるのに対し、先行性姿勢調節（pAPAs）は、運動のために身体を準備する予測的なバランス戦略である。反応的バランス戦略は身体の予測外の変位に反応する。

　APAsは予測された運動の変位に対し身体の準備を行うため、機能的活動中の姿勢定位を維持する上で重要である。APAsは、筋において運動実行中の身体またはそ

の分節を安定させるために、実行しようとする運動の前にあるいは運動と同時に生じる(Schepens & Drew 2004)。APAsは経験依存的であり、フィードバックによって修正される学習反応である(Mouchnino et al. 1992; Massion et al. 2004)。

協同運動として事前にプログラム化された筋活動パターンによってAPAsが起こり、それが、予測された運動を不可能にする潜在的な力に対抗して効率的な姿勢アラインメントとコア安定性を実現する。APAsは、機能的運動中のある身体分節の可動性のために、他の分節の安定性を可能にする。例として、適切にコア筋を動員することにより肢節の筋活動能力が高められることが示されている(Kebaste et al. 1999; Kibler et al 2006)。

姿勢制御の崩れは、APAs の遅延、時間的順序付けの阻害および姿勢反応の幅の縮小を引き起こす (Slijper & Latash 2000; Dicksteinet al. 2004)。神経損傷とその後の姿勢活動の崩れが起こると、適切なフィードフォワード機構が欠如するため、バランス反応が一般的に予測的ではなくより反応的に行われるようになる。リハビリテーション介入で重要な要素は、効率的な機能的活動の再教育の間、改善されたコア安定性などのAPAsを創り出す筋活動パターンを適切に動員させることである。姿勢戦略としては、足関節および股関節戦略、ステッピング反応、手の把握、上肢の保護伸展が挙げられる。

足関節および股関節戦略は、固定された支持基底面を維持するために用いられるが、一方では、支持基底面の変化にも対応する。それらは、環境に依存して互換的に用いられるが、神経障害患者では、股関節戦略に過剰に依存しがちとなる (Maki & McIloy 1999)。また、支持面内で変化する戦略は、適切な抗重力活動やフィードフォワード制御の欠如のため未熟なことが多い。

運動パターン

全ての運動は、協調的に制御されたパターンで起こり、課題や環境に応じて適切な軌跡を描く。筋肉は、屈曲や伸展、回旋の運動を実現できるように骨格に付着している。回旋は、異なった身体分節の個々の相互作用や正中位との関連性を考える際に特に重要である。運動のパターンは、適切な姿勢の安定性を背景にした運動のタイミングや順序付けに関係しており、運動活動のための最適な筋の発火パターンとも説明できる。

ボバース女史は、運動パターンを機能のための選択的運動の順序と説明している(Bobath 1990)。文献では、かなり柔軟性を持ち、姿勢の安定性を背景として、主に外在筋で表現されるものであると述べられている(Carson & Riek 2001)。適切な運動パターンの再学習のためには、運動の順序やタイミング、流れの全てを考慮する必要がある。

全ての筋が課題に適切な選択的運動に用いられ、身体を安定させるために流用されな

いためには、安定した支持基底面から働くことが必要である。姿勢の安定性を背景とした機能的範囲の運動の実現は、リーチ動作と把持、ステッピングにおいて特に重要である。これは神経障害患者では損なわれることが多い。

　運動制御や運動学習において、機能的パターン内での筋の適切な動員の強さは重要である。また、筋がひとつの関節で適切なトルクを生成する能力は、他の関節で生成されるトルクに非常に影響を受けることも認識されている (Mercier et al. 2005; Kibler et al. 2006)。このように、パターン内で選択運動を実現することは、隣接した関節の安定性に依存している。

　優れた競技選手の運動パターンの研究では、その運動パターンは定型的でなく、個別性と多様性を持っていることが示されている (Davids et al. 2003)。研究では、かなり制約された課題であっても、わずかに個別性や「特徴的な」パターンがあることが確認されている。このことは、スキルの獲得の基本は「標準の形式」と関連させるべきではなく、運動の協調を可能とする特異的な運動制御と関連させるべきであることを示唆している。

　目標を成功させるためだけに最適でない運動を用いている患者では、短時間で課題を実行することは実現できるが、その代償活動により長期にわたる痛みや不快、関節拘縮などの問題が出現する(Cirstea & Levin 2007)。臨床的に、神経障害患者では拮抗筋の過剰な同時活動がみられることが多く、それにより同時収縮、運動ニューロンの動員の弱化、筋の生体力学的変化がもたらされ、これら全てが適切な運動パターンにおける選択運動の実現に影響を及ぼす。

筋力と持久力

　効率的な機能的運動を再学習させる主要な要素として、ボバース・セラピストは、特殊な筋力トレーニングを効率的運動獲得の一環として取り入れる必要があると思われる (Raine 2007)。現在では、筋力低下は脳損傷後の運動遂行の回復を制限する重要な因子であると認識されている (Flansbjar et al. 2005; Mercier et al. 2005; Pang et al. 2006; Yang et al. 2006)。筋動員の神経メカニズムと筋および神経の可塑性をよりよく理解することは、神経系障害により生じる必然的な二次的筋力低下を認識するためには非常に有用である。神経系損傷に伴う動員障害は、即時に起こる可塑的変化に伴って、筋の選択的機能に必然的に影響を及ぼす。

　機能的課題を適切に遂行するためには、筋は活動の抵抗を克服するだけの十分な力と緊張を生成できること、また、特定の長さにおいて適切に張力を創り出すことが可能でなければならず、その結果、選択的な機能的運動が遂行できる。機能的活動には、椅子からの

2. 臨床推論の基礎となる機能的運動の理解

立ち上がりなどの単発の活動や、歩行や階段昇降、走行などの最大の労力を要さない継続的な一連の活動の実現も含まれている。前者では筋力が要求され、後者では、筋力と持久力またはスタミナの両方が要求される(Trew & Everettt 2005)。

トレーニングに対する反応は一人ひとり異なるため、特定のエクササイズの処方を定量化することは、神経学的な損傷を受けた個人においても不可能だが、筋トレーニングの一般的原則が現在広く受け入れられている(Bruton 2002)。

リハビリテーションプログラムの中で筋を強化していくためには、負荷をかけて疲労させるよう働きかける必要がある。通常、多裂筋や腹横筋、ヒラメ筋、前鋸筋などの身体部位を安定させる筋では筋の強化中に身体部位を動的に安定させるため十分な動員が必要である。このことが適切な長さ－張力関係の継続的維持を確実にし、この関係は効率的なアラインメントと運動の維持には非常に重要である。遠心性の筋作用を活用することは、求心性および遠心性の両方の筋力の改善につながり、筋組織内でより大きな張力を作り出す。

反復回数を増やせば、持久力が増加する。筋力は運動速度を増加させることや活動を強くすることで改善が可能になる。

どんな活動のトレーニング効果も多くの生理学的下位システムの結果であり、適切に順序立てられた神経指令と、適切な筋構造性の張力反応が関与していることが知られている。可能であれば、セラピストは日常生活の活動に合致した治療方法を取るべきであろう。立位から少し坐位になって立位になるなどの機能的状況で日常的な強化が実現できれば、適切な動員と筋構造への適切なストレスおよび負荷の両方に、機能改善に必要な可塑的適応を促す上で最大の効果を及ぼすことができるであろう(Lieber 2002; Yang et al. 2006)。

筋力低下では、課題に適した力を発生させることが困難になるが、筋力は介助運動、自由自動運動、抵抗運動の3つのカテゴリーに分類される。負荷を適切に段階付け増加させることが、機能的な制御範囲内で十分な筋活動の動員の増加を助ける求心性情報の重要な源となる。これらの負荷は以下の手段で与えられる。

- セラピストまたは介助者によって直接与えられる
- 環境や重力の作用を用いてセラピストによって与えられる
- 患者自身の体重を用いて与えられる(Raine 2007)

筋が適切に反応できる能力を注意深くモニタリングすれば、スタミナ改善のための反復、運動速度の変化および負荷の追加によってストレスを増加させることができる。トレー

ニングにおける筋力とスタミナを考慮することは、強化活動に沿って十分かつ適切に筋を動員させる在宅プログラムのデザインおよび推進において重要である。実際に活動を遂行せずに筋力を改善させるイメージトレーニングを用いて神経変化が起こることも示されている(Yue & Cole 1992)。

運動速度と精度

運動の速度や精度を適切に適応する能力は、適切な課題を実現するための機能的パターンの運動の質や選択性と直接的に関連している。片麻痺患者の運動はより分割化されることが分かっている。すなわち、ばらつきが大きくなることと垂直線から軌道が逸れることにより、まとまりがなくなり、遅くなり、特徴化する(Archambault et al. 1999)。運動速度と運動の質が関連していることは明確に述べられているが(Cirstea & Levin 200：Zijlstra & Hof 2003)、神経学的患者がそれを獲得することは非常に難しい場合が多い。

運動速度は、課題と直接的に関連しており、例えば、落下する物体を捕らえるときと水がいっぱい入ったグラスを持ち上げるときでは異なる運動速度が要求される。

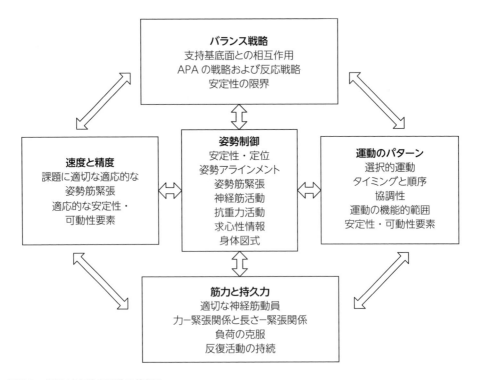

図2.3 運動効率性の要件の枠組み

歩行速度の増加は、片麻痺患者における歩行時の肢節間の協調性に影響する（Kwakkel & Wagennar 2002）。運動速度の増加は、隣接した身体部位により多くのトルクを発生させ、そのため多大な安定性が要求される。これは通常、姿勢筋緊張の増加と関連している。運動速度の増加には、筋の柔軟性と適応性が必要となるが、姿勢筋緊張に問題を持つ患者にとっては難しい場合が多い。小脳は運動速度の制御に関係しており（Halsband & Lange 2006）、運動の協調性や制御において重要な役割を担っている。活動速度を変えることは、より適応的で柔軟な運動の創出を補助するために治療で用いることができる有用な適応であろう。

図2.3に本項で取り上げた情報に基づく運動効率性の要件の枠組みを示す。

主な学習ポイント

- ボバース概念では、代償戦略を最小化するために機能的運動の効率性を改善することに重点が置かれる。
- ボバース概念には運動制御と運動学習の原則が組み入れられる。
- 顕在情報と潜在情報をバランスよく治療に組み入れる。
- 機能的課題における制約の中で運動制御を考慮する。
- 機能的な目的指向型運動の制御においては、知覚、認知、行為の相互作用をすべて考慮する。
- 巧緻運動のシステム制御は複雑で、多くの異なったレベルでの並列処理が関与している。
- 治療においては、適切な治療的介入を導くため、神経損傷に関連するシステム障害を理解することが特に重要である。
- 個人の潜在能力を最大化する上で、効率的な姿勢制御メカニズムを促すことは機能的運動の重要な要件である。
- 姿勢の内部表象と、適切な体性感覚情報の相互作用、すなわち身体図式は、運動制御に必要な参照の枠組みを構築する。
- 個人の潜在能力は、生まれつき持つ神経筋システムの可塑性によって追求される。
- 適切な活動の目的指向型パターンは、適切な姿勢制御を背景に形成される。
- フィードフォワード／APAs戦略およびフィードバック／反応戦略は、重力内の身体制御に関連している。

● 効率的な機能的運動の重要な要件は、個人の適切な筋力および持久力に加え、適応的な姿勢制御、適切なバランス戦略、協調された運動パターン、適切な速度および精度である。

まとめ

　ボバース概念を用いるセラピストは、機能的活動の前にまたは活動中に改善されるフィードフォワードおよびフィードバックを操作することにより、患者の姿勢制御および効率的運動を最大限獲得できるよう探求することができる。知覚や行為の基礎となる身体図式の発達は、巧緻運動の発達に非常に重要である。

　構成要素の準備や獲得も含む治療的介入は、患者の目標への自発的参加へと移行させなければならない。また、患者一人ひとりの目標に応じた、個人、環境および課題に適応する特殊な介入を用いる。これらの介入は、マクロ・ミクロ両方のレベルで、安定性と可動性の動的な相互作用を促通する必要がある。リハビリテーションの過程において、姿勢の安定性と定位の発達を基礎とした運動を経験する機会が与えられることが必要で、これが効果的なタスク関連トレーニングと特殊な練習に必要なAPAsの再獲得には欠かせない。

　姿勢制御は、あらゆる機能的運動の基本である。バランス戦略、運動パターン、筋力、持久力、運動速度や精度を含む効率的運動の重要要件を理解することが臨床推論に組み入れられる。臨床推論と治療介入の中で運動制御と運動学習の橋渡しをすることが重要である(図2.4)。

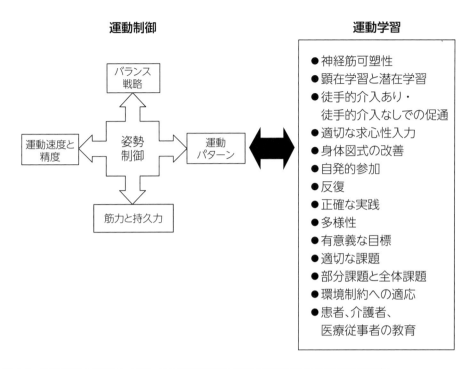

図2.4 臨床推論の基礎として用いられる運動制御と運動学習の重要な特性を表すモデル

参考文献

Archambault, P., Pigeon, P., Feldman, A.G. & Levin, M.F. (1999) Recruitment and sequencing of different degrees of freedom during pointing movements involving the trunk in healthy and hemiparetic subjects. *Experimental Brain Research*, **126** (1), 55–67.
Aruin, A.S. (2006) The effect of asymmetry of posture on anticipatory postural adjustments. *Neuroscience Letters*, **401** (1–2), 150–153.
Bernstein, N. (1967) *The Coordination and Regulation of Movement*. Pergamon Press, Oxford.
Bobath, B. (1990) *Adult Hemiplegia Evaluation and Treatment*, 3rd edn. Heinemann Medical Books, Oxford.
Bongaardt, R. (2001) How Bernstein conquered movement. In: *Classics in Movement Science* (eds M. Latash & V. Zatsiorsky), p. 59, Human Kinetics, Illinois.
Boyd, L.A. & Winstein, C.J. (2003) Implicit motor-sequence learning in humans following unilateral stroke: The impact of practice and explicit knowledge. *Neuroscience Letters*, **298**, 65–69.
Bruton, A. (2002) Muscle plasticity: Response to training and detraining. *Physiotherapy*, **88**, 398–408.
Carson, R.G. & Riek, S. (2001) Changes in muscle recruitment patterns during skill acquisition. *Experimental Brain Research*, **138** (1), 71–87.
Cirstea, M.C. & Levin, M.F. (2000) Compensatory strategies for reaching in stroke. *Brain*, **123** (5), 940–953.
Cirstea, M.C. & Levin, M.F. (2007) Improvement of arm movement patterns and endpoint control depends on type of feedback during practice in stroke survivors. *Neurorehabilitation and Neural Repair*, **21**, 398–411.

Cirstea, M.C., Mitnitski, A.B., Feldman, A.G. & Levin, M.F. (2003) Interjoint coordination dynamics during reaching in stroke. *Experimental Brain Research*, **151** (3), 289–300.

Davids, K., Glazier, P., Araujo, D. & Bartlett, R. (2003) Movement systems as dynamical systems: The functional role of variability and its implications for sports medicine. *Sports Medicine*, **33** (4), 245–260.

Dickstein, R., Sheffi, S. & Markovici, E. (2004) Anticipatory postural adjustments in selected trunk muscles in post stroke hemiparetic patients. *Archives of Physical Medicine and Rehabilitation*, **85** (2), 261–267.

Edwards, D.F. (2002). An analysis of normal movement as the basis for the development of treatment techniques. In: *Neurological Physiotherapy* (ed. S. Edwards), Harcourt Publishers Limited, Edinburgh.

Edwards, S. (1996) *Neurological Physiotherapy: A Problem Based Approach*. Churchill Livingstone, Edinburgh.

Flansbjer, U., Holmback, A.M., Downham, D. & Lexell, J. (2005) What change in isokinetic knee muscle strength can be detected in men and women with hemiparesis after stroke? *Clinical Rehabilitation*, **19**, 514–522.

Frank, J.S. & Earl, M. (1990) Coordination of posture and movement. *Physical Therapy*, **70** (12), 109–117.

Gjelsvik, B.E. (2008) *The Bobath Concept in Adult Neurology*, Georg Thieme Verlag, Germany.

Halsband, U. & Lange, R.K. (2006) Motor learning in man: A review of functional and clinical studies. *Journal of Physiology*, **99** (4–6), 414–424.

Hesse, S., Jahnke, M.T., Schaffrin, A., Lucke, D., Reiter, F. & Konrad, M. (1998) Immediate effects of therapeutic facilitation on the gait of hemiparetic patients as compared with walking with and without a cane. *Electromyography and Motor Control–Electroencephalography and Clinical Neurophysiology*, **109** (6), 515–522.

Horak, F.B. (2006) Postural orientation and equilibrium: What do we know about neural control of balance to prevent falls? *Age and Ageing*, **35** (2), ii7–ii11.

Jensen, G.M., Gwyer, J., Shepherd, K.F. & Hack, L.M. (2000) Expert practice in physical therapy. *Physical Therapy*, **80**, 28–43.

Kandel, E.R., Schwartz, J.H. & Jessell, T.M. (2000) *Principles of Neural Science*, 4th edn. McGraw Hill, New York.

Kebatse, M., McClure, P. & Pratt, N. (1999) Thoracic position effect on shoulder range of motion, strength and 3-D scapula kinematics. *Archives of Physical Medicine and Rehabilitation*, **80**, 945–950.

Kibler, W., Press, J. & Sciascia, A. (2006) The role of core stability in athletic function. *Sports Medicine*, **36** (3), 189–198.

Konczak, J. & Dichgans, J. (1996) The concept of 'normal' movement and its consequences for therapy. *Behavioral and Brain Sciences*, **19** (1), 79.

Kwakkel, G. & Wagenaar, R.C. (2002) Effect of duration of upper- and lower-extremity rehabilitation sessions and walking speed on recovery of interlimb coordination in hemiplegic gait. *Physical Therapy*, **82** (5), 432–448.

Lalonde, R. & Strazielle, C. (2007) Brain regions and genes affecting postural control. *Progress in Neurobiology*, **81**, 45–60.

Latash, M.L. & Anson, J.G. (1996) What are "normal movements" in atypical populations? *Behavioral and Brain Sciences*, **19** (1), 55.

Lee, D.N. & Lishman, J.R. (1975) Visual proprioceptive control of stance. *Journal of Human Movement Studies*, **1**, 87–95.

Lee, L.J., Coppieters, M.W. & Hodges, P.W. (2009) Anticipatory postural adjustments to arm movement reveal complex control of para spinal muscles in the thorax. *Journal of Electromyography and Kinesiology*, **19** (1), 46–54.

Lennon, S. & Ashburn, A. (2000) The Bobath Concept in stroke rehabilitation: A focus group study of the experienced physiotherapists' perspective. *Disability and Rehabilitation*, **22** (15), 665–674.

Lieber, R.L. (2002) *Skeletal Muscle Structure Function and Plasticity*, 2nd edn. Lippincott Williams & Wilkins, Philadelphia.

Liepert, J., Bauder, H., Miltner, W.H.R., Taub, E. & Weiller, C. (2000) Treatment-induced cortical reorganisation after stroke in humans. *Stroke*, **31**, 1210.

Lundy-Ekman, L. (2002) *Neuroscience: Fundamentals for Rehabilitation*, 2nd edn. W. B. Saunders, Philadelphia.

Lynch, M. & Grisogono, V. (1991) *Strokes and Head Injuries: A Guide for Patients, Families and Carers*. John Murray, London.

Maki, B.E. & McIlroy, W.E. (1999) Control of compensatory stepping reactions: Age related impairment and the potential for remedial intervention. *Physiotherapy Theory and Practice*, **15**, 69–90.

Marigold, D.S., Eng, J.J., Tokuno, C.D. & Donnelly, C.A. (2004) Contribution of muscle strength and integration of afferent input to postural instability in persons with stroke. *Neurorehabilitation and Neural Repair*, **18**, 222–229.

Massion, J. (1994) Postural control system. *Current Opinion in Neurobiology*, **4**, 877–887.

Massion, J., Alexandrov, A. & Frolov, A. (2004) Why and how are posture and movement coordinated. *Progress in Brain Research*, **143**, 13–25.

Mayston, M. (1999) An overview of the central nervous system cited in IBITA (2007) Theoretical assumptions and clinical practice. http://www.ibita.org/

Mercier, C., Bertrand, A.M. & Bourbonnais, D. (2005) Comparison of strength measurements under single-joint and multi-joint conditions in hemiparetic individuals. *Clinical Rehabilitation*, **19**, 523–530.

Miyai, I., Yagura, H., Oda, I., et al. (2002) Premotor cortex is involved in restoration of gait in stroke. *Annals of Neurology*, **52**, 188–194.

Mouchnino, L., Aurenty, R., Massion, J. & Pedotti, A. (1992) Coordination between equilibrium and head–trunk orientation during leg movement: A new strategy built up by training. *Journal of Neurophysiology*, **67** (6), 1587–1597.

Mulder, T. & Hochstenbach, J. (2001) Adaptability and flexibility of the human motor system: Implications for neurological rehabilitation. *Neural Plasticity*, **8** (1–2), 131–140.

Newell, K.M. (1986) Constraints on the development of coordination. In: *Motor Development in Children: Aspects of Coordination and Control* (ed. M.G. Wade), Whiting HTA, Dordrecht.

Nudo, R.J. (2003) Functional and structural plasticity in the motor cortex: Implications for stroke recovery. *Physical Medicine and Rehabilitation in Clinical Neurology America*, **14** (1 supplement), S57–S76.

Nudo, R.J. (2007) Post infarct cortical plasticity and behavioural recovery. *Stroke*, **38** (2), 840–845.

Oie, K.S., Kiemel, T. & Jeka, J.J. (2002) Multisensory fusion: Simultaneous re-weighting of vision and touch for the control of human posture. *Cognitive Brain Research*, **14**, 162–176.

Pang, M.Y.L., Eng, J.J., Dawson, A.S. & Gylfadottir, S. (2006) The use of aerobic exercise training in improving aerobic capacity in individuals with stroke: A meta-analysis. *Clinical Rehabilitation*, **20**, 97–111.

Perennou, D.A., Leblond, C., Amblard, B., Micallef, J.P., Rouget, E. & Pelissier, J.Y. (2000) The polymodal sensory cortex is crucial for controlling lateral postural stability: Evidence from stroke patients. *Brain Research Bulletin*, **53** (3), 359–365.

Pollock, A.S., Durward, B.R., Rowe, P.J. & Paul, J.P. (2000) What is balance? *Clinical Rehabilitation*, **14** (4), 402–406.

Raine, S. (2007) The current theoretical assumptions of the Bobath Concept as determined by the members of BBTA. *Physiotherapy Theory and Practice*, **23** (3), 137–152.

Ruhland, J. & Le van Kan, P. (2003) Medial pontine haemorrhagic stroke. *Physical Therapy*, **83** (6), 552–566.

Schepens, B. & Drew, T. (2004) Independent and convergent signals from the pontomedullary reticular formation contribute to the control of posture and movement during reaching in the cat. *Journal of Neurophysiology*, **92**, 2217–2238.

Schmidt, A. & Wrisberg, C.A. (2000) *Motor Learning and Performance*, 2nd edn. Human Kinetics, Illinois.

Shumway-Cook, A. & Woollacott, M.H. (2001) *Motor Control: Theory and Practical Applications*, 2nd edn. Lippincott Williams & Wilkins, Baltimore.

Shumway-Cook, A. & Woollacott, M.H. (2007) *Motor Control: Translating Research into Clinical Practice*, 3rd edn. Lippincott Williams & Wilkins, Philadelphia.

Slijper, H. & Latash, M. (2000) The effects of instability and additional hand support on anticipatory postural adjustments in leg, trunk, and arm muscles during standing. *Experimental Brain Research*, **135** (1), 81–93.

Stuart, D.G. (2005) Integration of posture and movement: Contributions of Sherrington, Hess and Bernstein. *Human Movement Science*, **24**, 621–643.

Takahashi, C.D. & Reinkensmeyer, D.J. (2003) Hemiparetic stroke impairs anticipatory control of arm movement. *Experimental Brain Research*, **149**, 131–140.

Trew, M. & Everett, T., eds. (2005) *Human Movement: An Introductory Text*, 5th edn. Elsevier Churchill Livingstone, Philadelphia.

van Emmerik, R.E.A. & van Wegen, E.E.H. (2000) On variability and stability in human movement. *Journal of Applied Biomechanics*, **16** (4), 394–406.

Winstein, C.J., Rose, D.K., Tan, S.M., et al. (2004) A randomized controlled comparison of upper-extremity rehabilitation strategies in acute stroke: A pilot study of immediate and long-term outcomes. *Archives of Physical Medicine and Rehabilitation*, **85** (4), 620–628.

Yang, Y.-R., Wang, R.Y., Lin, K.H., Chu, M.Y. & Chan, R.C. (2006) Task-oriented progressive resistance strength training improves muscle strength and functional performance in individuals with stroke. *Clinical Rehabilitation*, **20**, 860–870.

Yue, G.H. & Cole, K. (1992) Strength increases from the motor programme: Comparison of training with maximal voluntary and imagined muscle contractions. *Journal of Neurophysiology*, **67**, 1114–1123.

Zijlstra, W. & Hof, A.L. (2003) Assessment of spatio-temporal gait parameters from trunk accelerations during human walking. *Gait & Posture*, **18** (2), 1–10.

3 ボバース概念における評価と臨床推論

ポール ジョンソン (Paul Johnson)

はじめに

　臨床における意思決定は、論理的思考、判断および問題解決の側面を含む複雑な過程である（Gillardon & Pinto 2002）。臨床推論の本質を研究することに対する関心の高まりから、現在の医療の風潮の中で臨床家の説明責任は重大になっており、独自の意思決定は自律的実践の重要な特徴である(Edwards et al. 2004a)。

　評価とは潜在的な多くの目的のための情報収集過程である（Wade 1992）。神経リハビリテーションの目的は通常、患者の問題を特定して、リハビリテーション過程で予測される転帰を推定し、その転帰を得るための適切な介入を選択することである。正確な評価は臨床推論過程に不可欠であり、密接に結び付いている。逆に臨床推論過程の性質は、その内容と経過に対する評価の実施方法に影響を及ぼす。

　ボバース概念とは単なる治療介入ではなく、機能改善のために潜在能力を評価しながら、患者一人ひとりが示している状態を解釈し問題解決する枠組みである。臨床推論は評価、介入および判定の全過程の中心を貫くものである。初期の情報収集から問題リストの明確化と転帰測定方法の選択までの評価過程の概要を図3.1で図説する。客観的評価の中核にあるのは、運動および機能の効率性に関する患者の能力の特殊な分析である。これには、その患者にとって適切かつ重要な機能的課題と併せ、姿勢、バランスおよび随意運動の分析、並びにそれらを支える構成要素が含まれる。

　評価とは患者が経験している問題をセラピストが深く理解できるための問題解決過程であり、目標指向型でその患者に特有の介入でなければならない。評価は介入に密接に統合され、現在の能力や問題だけではなく、変化する潜在能力や更なる回復を継続的かつ進歩的に把握する。評価は包括的であるため、集学的チームの他メンバーと共に協力して治療過程を支えることが重要である。患者はこの過程の中心に位置づけられ、セラピストは患者の能力を推論し臨床決定することに専心する。これには十分な知識基盤と、個

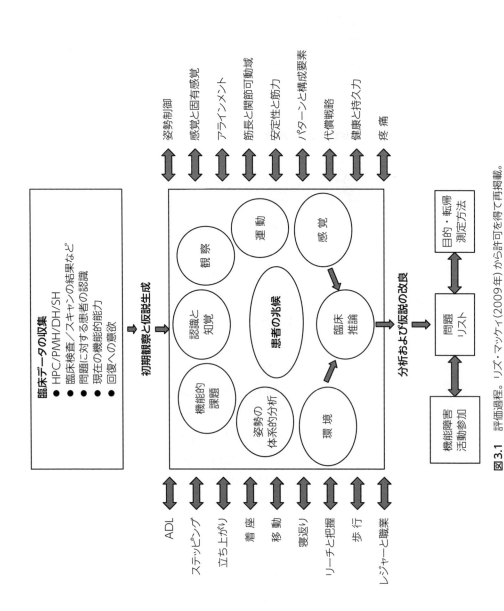

図 3.1 評価過程。リズ・マッケイ（2009年）から許可を得て再掲載。

人の提示する問題に対してさまざまな説明を検討する能力を必要とする。臨床推論過程は、セラピストが転帰を評価するための熟考過程を経てはじめて完成する(Jensen et al. 2000; Resnik & Jensen 2003)。

　神経学的な評価内容の概説に関しては他のテキストで多くの例があるため本章では提示しない（Freeman 2002; Kersten 2004）。代わりにボバース概念における臨床推論の具体的な方法とこれが評価の道程にどう影響を及ぼすかについて図説する。

臨床推論モデルとボバース概念

　臨床実践における意思決定過程に対する潜在的影響は多く、また、臨床推論の基礎となる多くのモデルが特定されており、ボバース概念に応用できる。これらのモデルは臨床意思決定の性質について説明を試みており、現在の推論過程をさらに改良するべく検討する非常に有益な手段を提供している。ヒッグズ他 Higgs et al.（2008a）は医療における臨床推論の総合的なレビューを提示し、エドワーズ他 Edwards et al（2004a）は神経学的理学療法の中で使用された臨床推論戦略を調査した。同文献は、臨床推論過程全体の中で研究手法の違いと知識との間に潜在的な相互作用があることを強調している。

　診断的推論は実証主義的な考え方に基づくものとみなされており、弱化、姿勢制御の減少や関節可動域の制限などの特定の臨床的徴候の評価と測定を含む（Edwards et al. 2004a）。診断的推論の傘下には、仮説演繹的推論やパターン認識推論などの特定のモデルが含まれる(Higgs & Jones 2008)。仮説演繹的推論は、臨床家が複数のデータ項目を集め、これを用いて因果関係に関する仮説を立てることである。これらの初期仮説から更なる評価が導き出されて仮説が改良され、その改良された仮説が最終的に臨床的介入の適応によって検証される（Doody & McAteer 2002; Hayes Fleming & Mattingly 2008）。転帰は形式的または量的に評価され、介入の結果次第で仮説を再評価したり治療介入の有効性を検討したりする必要がある。

　パターン認識推論は一般的に専門臨床家の間ではより明確であり、過去に遭遇したある臨床症状の認識を意味する（Doody & McAteer 2002; Jensen et al. 2000）。もし領域特定の知識が不十分である場合、速やかな推論過程が不可能になるだけでなく、推論を誤る危険性が高くなる。パターン認識推論は臨床症状の複雑さ次第で、仮説演繹的推論と互換的に用いられることが多い。

　ボバース概念は仮説駆動型推論と完全に互換性があり、この推論はボバース概念の教育の中で大きく取り上げられる。仮説演繹的推論では、詳細な観察と分析に基づいて臨

床像に対応することがセラピストに要求される。だが、仮説駆動型推論が有効であるためには臨床徴候の解釈が正確でなければならない。それには、運動制御、神経学的損傷の性質、神経可塑性および運動学習などの領域における最新の科学的知識基盤を理解することが明らかに求められる（Mayston 2002）。ボバース概念の応用に関する重要点に何らかの変化を及ぼす新しいエビデンスが現れたときは、実践のための概念的枠組みとして必然的に推論の中に組み込まれる。ボバース概念とは、発展しつづける生きた概念であると定義されている(Raine 2006)。

ボバース概念とは、患者個々の問題と状況に合わせて評価および治療過程を調整する、問題解決型アプローチ(International Bobath Instructors Training Association (IBITA) 2007）である。身体障害の影響には個人的因子と背景的因子が左右するとされており（世界保健機関（WHO）2002）、動機付けが運動学習とリハビリテーション過程に関わる重要な因子である。クワッケル他 Kwakkel et al（1999）は、治療によって本来の運動回復が正しく促されているかどうか、それとも単に障害のレベルに応じた患者の補助に効果があるだけで、代償戦略と補助具の使用に頼ることによって機能が改善されているのではないかとの疑問をもった。ポメロイとタリス Pomeroy and Tallis（2002a）は、行動制限を軽減するために患者が機能障害に適応できることを目的とする治療戦略と、機能障害を減らそうとする戦略を区別している。ボバース概念では、選択的運動制御の回復は非常に意欲を高めることであり、ただ機能障害に適応するだけでは意欲が高まらないということが強く認識されている。これは、代償戦略や補助具による介入の余地がないことを示唆しているのではなく、むしろボバース概念を用いる評価が、機能を改善するために障害の重症度を減少させ、代償戦略による非効率性を減少させる可能性の追求に重点を置いていることを強調している。重要なこととして、評価および治療は、患者にとって重要な動機付けとなる適切な課題に重点が置かれ、推論過程に「社会的側面」をもたせる(Hayes Fleming & Mattingly 2008）。

より科学的な推論に代わるのが、対話的推論である(Mattingly 1994; Edwards et al. 2004a)。これは、より現象論理的な考え方に根差しており、個人の内在性と結果的に生じた機能障害の影響を探りながら、個人に対する事象の意味を理解していく。したがって、評価では今後の回復と生活スタイルに関する希望、必要性、願望に沿った問題点を患者がどの程度認識しているかが確認される。この分野の評価とその後の臨床推論は、それほど客観的測定に役立たないが、治療における入力を患者中心的で患者に有意義で動機づけとして重要なものにするという重大な側面がある。

エドワーズ他 Edwards et al（2004a）は、神経学的理学療法実践において診断的推論と対話的推論が並存することを認識し、これを弁証的推論と称している。このモデ

ルは、熟練した臨床家が臨床的意思決定の過程において異なる知識の枠組みの間で「交流を図る」ことを認識している。「ボバース・セラピスト」の焦点は運動パフォーマンスと運動の質に集中しており、ときに機能的な独立が犠牲にされる、との誤解は多い。ボバース概念はむしろこの視点とは逆で、熟練した治療的実践は患者自身がいつも積極的に治療過程に関われるための患者を中心とした共同アプローチを伴うことを認識している (Jensen et al. 2000; Arnetz et al. 2004; Edwards et al. 2004b)。確かに、運動パフォーマンスの特徴と質は、更なる改善と目標達成の潜在能力と共に、課題遂行の効率性を判断する上で非常に重要な事柄である。だが、それは目標そのものではなく、ボバース概念における実践的応用は、一人ひとりの患者の状況とニーズを認識する。すなわち、弁証法的臨床推論モデルと完全に合致するものである。

主な学習ポイント

- ボバース概念は、患者が示す臨床徴候の詳細な分析に基づく、仮説演繹的な臨床推論を推進する。
- 推論の客観的側面は個人の個性や環境に照らして検討されるため、評価と推論の過程に社会的側面を取り入れる。
- ボバース概念は患者中心のアプローチを取り入れているため、セラピストと患者が協力しながら方向性を決めていく。

ボバース概念を用いた評価の主要な特性

　本章で述べたように、ボバース概念を用いた評価過程に含まれる内容と他の治療的アプローチの内容には、確かに様々な類似性がある。神経損傷患者が一般的に遭遇する機能的制限に沿って、認識された徴候や症状を全般的に確認することは必至である。だが、ボバース・セラピストが臨床推論過程の内容を用いて説明を試みることが重要であり、これが概念を定義づける。評価する際に患者一人ひとりの本質を正しく認識するため、我々は以下の主要な特性を知る必要がある。

- ボバース概念は機能強化の基礎として患者の運動制御における最大限の改善潜在能力を追求しつづける。

- 患者の現在の運動戦略の性質は、最適な機能的能力の達成にプラスあるいはマイナスの影響を持つ可能性がある。この影響は運動量だけでなく運動の質にも関連する。
- 評価と治療は双方の連続した相互作用によって統合される。このとき運動を阻害している要因を評価し見極めるために、セラピスト側と実施中の臨床推論に反応性が求められる。
- 評価の過程は体系的であるが、患者一人ひとりを同じ順序で行う必要はなく柔軟なものである。評価の出発点は経過や個々の臨床像に応じて決定されるため異なる。

　評価と臨床推論の過程に対する影響を正しく理解するために、これらの側面を検討することが役立つ。最も重要な影響は、患者の運動能力改善のための潜在能力を完全に追求したいという願望である。環境特性や課題の要件と併せて、運動、知覚、認知システムにおける個人の能力など、多くの影響が運動の生成に及ぼされることが分かっている（Shumway-Cook & Woollacott 2001）。運動パフォーマンスに主要な変化を及ぼすため、治療内では3つの徒手要素すべてが用いられる。ボバース概念は、個人にとって最も重要な機能的制限を引き起こすような機能障害に介入することによって個人の選択的運動制御を改善させることに重点を置いている。従って、評価とは現在の状態を説明する一連の臨床徴候および症状を羅列しようとするものではない。そして、目的介入の過程でどのような機能的改善が可能であるかについてセラピスト（そして、患者）が情報を探求することが評価である。

　「患者は現在、何ができるか？」「患者はセラピストが少し手助けすることで何ができるか？」。これは現代のボバース概念で潜在能力の評価に採用されている、ボバースBobath（1990）による重要な質問である。ただし、セラピストの「手助け」とは何であるかの本質を定義する必要がある。それは、ある機能的課題に関してより効率的な運動戦略を得る機会を患者に提供するために中枢神経系に与える求心性入力操作を意味する（Raine 2007）。

　潜在能力の評価は、回復レベルを予測する能力と密接に関連している。これは厳密な科学ではないが、セラピストは、治療介入の有無にかかわらず達成される成果を予測するために、認知、動機、介護者のサポートなどの要素を含む患者の全体像を把握しながら、運動制御の改善に関する知識を使用することができる。これには回復進行期の重要な「構成単位」に関わる臨床推論が必要であり、それにより運動制御の本質と特性を関連づける。

　脳卒中後、患者と介護者から多く問い合わせられるのは、上肢回復の可能性である。一例として、姿勢が保持されているときだけ手指などの遠位運動が可能な患者を考えてみる。手の運動が存続するという事実は、患者自身（および、しばしば医療スタッフやセラピ

スト) が、そのような運動の練習が制御と機能の改善につながるという期待を持ち、回復の良い兆しであるととらえる。だが、運動制御の知識を応用できるセラピストは、わずかな遠位活動を良い特徴とは認識するが、この運動は姿勢が保持された状態においてのみ示されるという重要な指標をすぐに検討する。患者が独立した体肢運動および機能を行える可能性を長期にわたり判断するため、独立した上肢運動の姿勢制御の重要要件が評価される。実際、麻痺側の体幹と下肢に重大な筋力低下があり、結果的に立位の状態で麻痺の少ない下肢を代償的に固定している可能性がある。これにより、患者が(内的または外的に及ぼされる)姿勢の偏位に対処する能力を大幅に制限することになり、麻痺側上肢に関連する反応を及ぼすことによって、遠位活動が「姿勢安定」を維持する手段として用いられている。

　この場合セラピストは、手のその他の運動および機能の可能性を認識するだけでなく、現在の姿勢制御の効率性とバランス戦略が改善されない限りそれが実現できないという事実も認識する。実際、例えば同側下肢の筋力低下などの基礎的な姿勢制御の欠如に対処しない限り、手の運動は悪化しうることが認識されている。従って、運動の質に注意を向けることは、必ずしも見た目に好ましい運動を追求することではなく、日常生活の活動における将来的な可能性の実現に良い影響を与える運動制御の要件を追求することである。

　評価中に求心性入力の操作により改善の可能性を探ることにより、必然的な相互作用と評価および治療の統合が起こる。現在の運動パフォーマンスに重要なものとして観察される障害は、それらの影響を減少させる目的で優先的に評価される。例えばもし、セラピストが制限された麻痺側下肢を使って坐位から立ち上がる患者を観察した時に、その観察に基づいて多くの推論が成り立つかもしれない。これらのことが挙げられる。

- 支持面に対する有効な相互作用を妨げる足部の異常アライメント。
- 伸展に十分な力が生成できないことによる麻痺側下肢の不活動。
- 非麻痺側屈曲により確立された代償戦略とその結果起こる麻痺側下肢の感覚および運動再現性(身体図式)の減少は、運動パターンの一部であることが適切に要求されないことを意味する。
- 下肢の伸展を動員して頭部と体幹の前方偏位を調整する能力に影響する、コア安定性の欠如。

　このリストはすべてを網羅したものではないが、このケースにおける下肢弱化のような観察によって得られた直接的な問題点と、コア安定性の欠如や中枢神経系における身体部位の知覚再現性(身体図式)の喪失など間接的に影響する問題点の両方を検討すること

を強調している。

　決定は、どの機能障害がもっとも重要な阻害因子になっているかをセラピストが感じることで得られるかもしれないし、簡潔で直接的な介入によって探求できるかもしれない。先ほどの例で言えば、足部のアラインメント障害は、下肢の選択的伸展の基礎になる足部と支持面のよりよい接触を実現するために積極的にモビライゼーションを用いることで改善できる。この特定の障害の重要性を確証するため、この介入後、立ち上がり課題の反復中にその結果がすぐに観察される。あるいは、コア安定性の欠如が主な障害と考えられる場合は、セラピストは特殊なハンドリングを用いて腰椎骨盤／股関節複合体の姿勢筋活動の増加を促通し、この介入が坐位と立位の間の下肢の活動低下に、より影響を及ぼすことができるか否かを観察する。従って、介入は評価における臨床推論の過程を補助するために使用される側面がある（Doody & McAteer 2002; Hayes Fleming & Mattingly 2008）。マティングリMattingly（1994）は介入について、推論過程の一環としての「能動的推論」すなわち「動作の使用」と説明している。この過程は図3.2に概説されている。

　臨床実践は、明確な機能的制限に関連する重要な機能障害を特定し評価する体系的なアプローチを意味する。それには、介入を通じて仮説の明確化および検証を必要とし、非常に重要なこととして、セラピストが評価の基準として与えた介入に対して予期される結果を考えておく必要がある。従って、評価は「試行錯誤」の過程ではなく、むしろ介入結果の連続的評価による体系的な意思決定活動である。セラピストが運動の効率性に関連して重要な手掛かりを使用する反応性はこの実践における基本であり、ヒトの運動生成や運動制御を詳しく知り、理解することで高められる（Jensen et al. 2000; Fell 2004）。

　最後に、事実を知るための評価はそれぞれの患者、患者個別の症状に特有のものであり、様々な環境の中で起こることであるため、全体の要素を保持しながら内容および進行に関して柔軟でなければならない。評価の出発点は、機能障害や姿勢の評価に対してあらかじめ決められた特定の順序に沿った要求ではなく、患者の機能的レベル、特定された関心事項、最新の環境によって決定される。反応性があって柔軟性のあるアプローチと体系的な探究を組み合わせる能力は、臨床推論スキルにおいて必要とされるものであり、更に十分な知識ベースによって促進される。

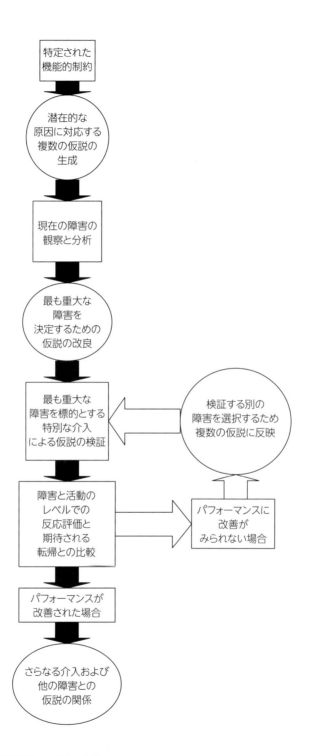

図3.2　積極的な推論過程 — 仮説の検証

主な学習ポイント

- ボバース概念を活用する評価の焦点は、機能的な独立性を増やすための基盤になる運動制御の改善に必要な個人の潜在能力を探求することである。
- 臨床推論は個人の臨床像に関して検証される明確な仮説をたてるための評価と治療の連続した相互作用が関わる、積極的な過程である。
- 評価は柔軟で反応性があり患者中心であり、その出発点と進行は、機能レベルや環境、個人が受けるニーズなどの要素による影響を受ける。

臨床推論の基礎

現在、理学療法の文献の中で、エビデンスに基づく実践と科学に基づくアプローチの現在の理論的枠組みと、命名された治療アプローチに不一致の可能性があるとの議論がなされている(Pomeroy & Tallis 2002b, 2003; Mayston 2006)。ボバース概念などの命名されたアプローチは、既存の機能障害の性質と影響、治療介入の特定の効果と介入過程における実際の目標に関連して、指導者に導かれた哲学と伝統的信念の永続を象徴するという疑念がある(Turner & Allan Whitfield 1999; Rothstein 2004)。これに加えて、評価と治療について理論的枠組みの有効性を調べるために無作為化比較対照試験などの実証主義者による調査方法論を使用することについても大きな問題がある(Higgs et al. 2008b)。均質な特定のグループのために介入方法を標準化し必要な制約条件を設けた比較試験は、個々の臨床像と社会的心理的な事情を原則に組み込んだ方法とは正反対のものである。対照の介入または他の方法論とボバース概念の効率性を比較することが試みられている。これらの方法の本質が決定的なものではないかもしれないし(Paci 2003; van Vliet et al. 2005)、疑わしい方法論であるかもしれない(Langhammer & Stanghelle 2000)。

エビデンスに基づく実践は、体系的研究から得られた最も優れた利用可能な外部の臨床エビデンスを個々の専門的技術と統合した、患者一人ひとりのケアに関する意思決定において、「意識的で、明示的で賢明な現時点で最良のエビデンスの使用」と定義されている(Bury 1998)。現在実践されているボバース概念は、エビデンスに基づく実践の哲学を完全に支持しており、患者の治療と管理における臨床エビデンスの使用を完全に取り入れている。しかし、現在の研究の限界と、基礎科学からの知識を個々の臨床状況に適

応する必要性は認識されている。ボバース概念を用いた評価と意思決定の基礎となる知識の基本的部分は、運動制御、神経可塑性、筋、運動学習の領域における関連する神経科学の理解に関連付けられた、運動学、運動力学および生体力学を含む動作分析である（Raine 2006, 2007）。これらの話題については1章と2章で詳細に記載しているので、本章であらためて詳しく述べる必要はない。重要な知識を応用する際に基本になる実践は、各々の状況を認識しながら、実践の仮説指向型モデルを用いることであり、評価と知識に基づく臨床推論のアプローチを示すものである。それを認識することが重要である（Bernhardt & Hill 2005）。

主な学習ポイント

- ボバース概念は、最も有用なエビデンスによる臨床決定を支持する必要性を認識し、エビデンスに基づく実践パラダイムを完全に取り入れている。
- ボバース概念は、評価と介入を個別に適応させるために、患者一人ひとりの個人的あるいは社会的な背景を加味して、基礎科学と臨床研究から得た知識を統合した臨床推論のための枠組みである。

ボバース概念を用いた臨床推論の図説

このセクションでは、体系的な調査と臨床像の評価を方向付けるべく基礎となる知識を用いる方法を実際に示すため、評価する状況における臨床推論過程の簡潔な例を提示する。臨床推論過程は以下のような要素から成る。

- 運動分析に基づく初期のデータ収集
- 初期の仮説生成
- 特殊な介入を用いた仮説の改良および検証
- 結果の評価とさらなる仮説の生成

CLさんは、前頭葉髄膜腫の除去とそれに伴う脳出血から2年が経過し、左片麻痺を呈している。彼は杖を使ってゆっくりと歩行していた。CLさんは、左足趾の運動に屈曲が伴うため不快であり、歩行中の左上肢の連合反応について非常に意識的になると報告して

いる。左上肢の機能的使用はなく、肘関節屈筋群の完全伸展が限定される非神経学的な筋適応を生じている。運動機能不全の評価に関する主要な観察は図3.3で詳細に述べる。

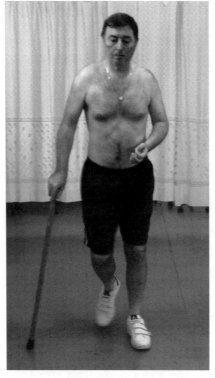

図 3.3 CLさんの運動機能不全の評価における主要な観察(歩行)

- 立脚期における左下肢への不十分な重心移動。
- 右側で杖を外側につくことにより、生体力学的安定が増大し右上肢を用いた姿勢保持を呈する。
- 左下肢では膝関節の過伸展および相対的な股関節の内旋／屈曲のアライメントが維持される。
- 立脚期における選択的骨盤側方傾斜の不足によって生じる左股関節の伸展および外転の減少。
- 左上部体幹と肩甲帯の後方回旋。
- 左上肢における屈曲への重大な連合反応。

分析と初期の仮説生成

- 主に左下肢と体幹に影響する姿勢筋低緊張の原発的問題によって、立脚期において左下肢による姿勢安定性の減少が生じることが観察される。
- 歩行移動中に、左下肢立脚への重心移動に対して自ら限界を作ることによって、そして姿勢保持のために杖を使用することによって、安定性の欠如は代償されている。
- 本来の姿勢安定性の減少を代償するために、杖を外側につくことによってより大きい生体力学的支持基底面を得ている。

- 左下肢は股関節の屈曲・内旋と膝関節過伸展のアラインメントを伴う立脚で、全体重の一部しか支えることができない。
- これは機械的な支持レベルだけではなく、固定的なアラインメントを生じ、姿勢調節とバランスを著しく制限している。
- また、左下肢アラインメントは立脚期における左足の前方への体重移動の能力を損なわせる。左足の屈曲内反と左上肢屈曲の連合反応の両方を生じる立脚での重心の後方偏位がおこり、それが足底構造に適応的短縮をもたらす。
- 左足の二次的適応は、立脚期での支持面に対する能動的な相互作用の不足を招き、左下肢と体幹の選択的姿勢活動の回復をさらに阻害する。
- 左上肢の屈曲の連合反応は適切なアラインメントを得ることや胸郭に対する左肩甲骨の安定性を阻害し、さらに効率的姿勢活動の発展を制限する。
- 左上肢の選択的伸展の不足（弱化）と反復的な屈曲運動が筋の適応的短縮をもたらす。

したがって、運動機能障害を扱うことに関する初期の臨床的仮説は以下の通りである。

- 股関節とコアの安定性の増大に伴って足部と足関節の遠位部可動性を改善することで、左立脚期の効率的な荷重のためによりよい支持基底面が提供される。
- これはフィードフォワード姿勢制御の能力強化によって促通され、効率的に足部から重心を前方に送るような立脚期の安定性を改善する。
- これにより姿勢支持のための杖への依存は減少して、姿勢不安定に対して非随意反応である左上肢の連合反応は減少するものと考えられる。

特殊な介入を用いた仮説の改良および検証

特有の運動構成要素とそれに関連する介入の評価は、臨床的仮説のさらなる改良と検証を可能にする。図3.4～3.9に詳細を記す。

結果の評価とさらなる仮説の生成

臨床像における主要な変化と臨床仮説のその後の発展を以下で詳細に述べる。

- 立脚期における左下肢への重心移動の増加。

- その後の過伸展軽減に伴う、より選択的な左膝関節の制御。
- 骨盤アラインメントの改善に伴う左股関節伸展・外転の改善。
- 左上肢の連合反応の減少。
- 杖をより外側でつかなくなる。そのため、より狭い生体力学的支持基底面で歩行する。
- 運動機能障害に関する初期仮説の確認。さらなる仮説生成は、左肩甲帯の不安定性の程度と左股関節および体幹下部の安定性の発展への干渉可能性に関係している。姿勢安定性と左下肢への体重負荷を改善することで、左上肢の連合反応をより良くコントロールできる。これにより、肩甲骨の安定性と左上肢における選択的活動の潜在能力についてより特定の評価と評定が可能になる。手の接触を支える位置に左上肢を移動させることができると、よりなめらかな移動の基礎である姿勢制御をさらに改善させるよう、左下肢の姿勢配向を強化することができる。

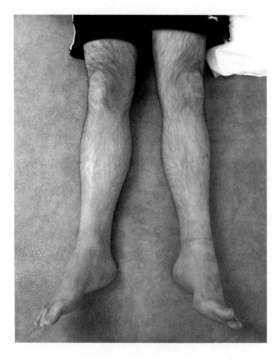

図3.4　CLさんの運動機能障害の評価における重要な観察(背臥位)

- 下肢の外旋の程度が、近位部低緊張の要素と一致する。
- 左アキレス腱の長さの減少。
- 左足部内側アーチの適応的短縮。
- 母趾伸展を伴う足関節底屈の増大。

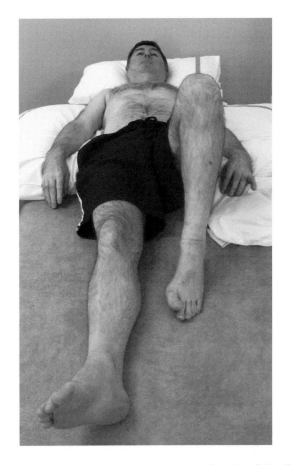

図3.5 CLさんの運動機能障害の評価における重要な観察（左下肢屈曲位の背臥位）

- 近位部安定性の減少を示唆する左股関節の外旋。
- 母趾の伸展および外転を伴う足関節、足部の内反による治療台に対する足部の接触不足。

　この症例提示は、体系的な意志決定の過程と評価および治療の相互作用について簡潔に例示している。次章でさらに機能的運動の特徴と関連づけて図説する。

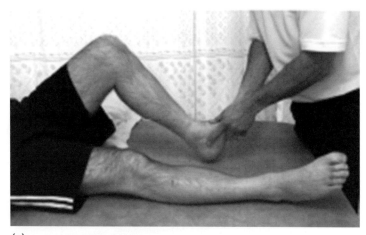

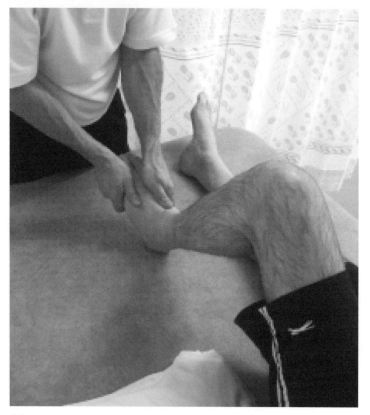

図 3.6(a および b) 足部と足関節のアラインメントを再調整するための左下肢遠位部からの促通によって、股関節の姿勢活動と下肢の選択的運動が動員される。

- 促通は、足部外側を安定させながら足部内側アーチを伸長することで、背屈・外反方向の運動を可能にする。
- 下肢遠位部からの運動開始は、股関節周囲筋と腹筋群の予測的活性化を促す(コア安定性)。

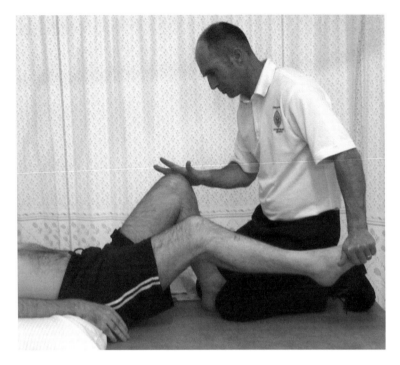

図3.7　左股関節と下肢の姿勢安定性の促通の経過

- 選択的な屈曲と伸展を通じて右下肢が促通される間、左下肢は膝を立てた姿勢を能動的に保持する。
- 右下肢の選択運動は左股関節および下肢の姿勢安定性を促通するのに用いられる。
- 左股関節の姿勢安定性は、左足部が治療台に対して効率的に接触することで獲得される。それは歩行中の対側下肢の振り出しに対応する立脚期のための基礎となる。

まとめ

　ボバース概念は、身体的、心理的、社会的な要素の相互作用を認識しながら評価を行う包括的アプローチである。その主眼は明らかに、運動制御と機能の改善のために個人の潜在能力を探求することにある。この過程は、主要な問題点に対する個々の認識や個々の経験を確認しながら、様々な環境で行われる。

　臨床推論は、評価過程を体系的、柔軟的、反応的にアプローチすることによって促進される。評価の要求における介入の特殊な側面の統合と相互作用は、改善のための潜在能力を完全に確立するための積極的な推論過程を要する。これは、運動科学と関連する神経科学の豊富な知識によって支えられ、高められる。

主な学習ポイント

- ボバース概念を活用する評価の主眼は、機能的な独立性を増やすべく運動制御を改善し個人の潜在能力を探究することにある。
- 臨床推論は、評価と治療の連続した相互作用に関連する積極的な過程であり、個人の臨床像を考慮して明確な仮説を生成する。
- 評価は、柔軟的、反応的および患者中心的であり、その開始点および展開は機能レベルや環境的背景、患者が認識している必要性などの影響を受ける。
- ボバース概念は、エビデンスに基づく実践パラダイムを完全に取り入れており、最も有用なエビデンスを用いた臨床決定を基本とする必要性を認識している。
- ボバース概念は、評価と介入を個別に適応させるために、患者一人ひとりの個人的あるいは社会的な背景を基礎科学や臨床研究から得た知識に統合する、臨床推論のための枠組みである。

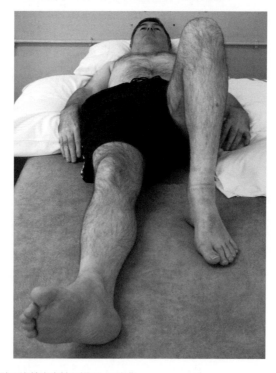

図3.8　左下肢の姿勢安定性の好ましい変化

- 膝を立てた姿勢における左下肢の正中位アライメント
- 改善された足関節・足部のアライメントおよび支持面に対するより効率的な接触

3. ボバース概念における評価と臨床推論

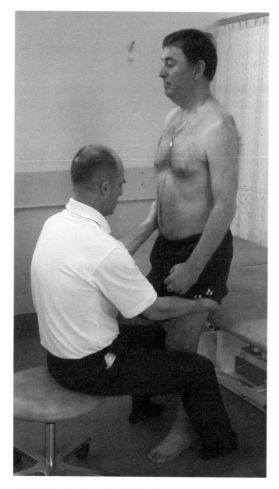

図3.9　姿勢活動とコントロールを強化するための左下肢立脚の促通

- 高い治療台での座位からの左下肢での立脚の促通（右足はセラピストの左足にのせて、相対的に圧力が監視できる状態にある）。
- 良好な踵接地と足趾の非随意的屈曲をコントロールするために左足部の長さを維持する。
- 肘関節の軽度屈曲を伴う左上肢の連合反応と二次的に生じた肘関節屈筋群の非神経性短縮をコントロールする。
- 左下肢立脚期のための抗重力活動を促通する適切な床反力とともに強い触覚および固有受容感覚を入力する。

参考文献

Arnetz, J.E., Almin, I., Bergstrom, K., Franzen, H. & Nilsson, H. (2004) Active patient involvement in the establishment of physical therapy goals: Effects on treatment outcome and quality of care. *Advances in Physical Therapy*, **6**, 50–69.

Bernhardt, J. & Hill, K. (2005) We only treat what it occurs to us to assess: The importance of knowledge-based assessment. In: *Science-Based Rehabilitation Theories into Practice* (eds K. Refshauge, L. Ada & E. Ellis), pp. 15–48. Elsevier Butterworth-Heinemann, Oxford.

Bobath, B. (1990) *Adult Hemiplegia Evaluation and Treatment*, 3rd edn. Butterworth-Heinemann, Oxford.

Bury, T. (1998) Evidence-based healthcare explained. In: *Evidence Based Healthcare: A Practical Guide for Therapists* (eds T. Bury & J. Mead), pp. 3–25. Butterworth–Heinemann, Oxford.

Doody, C. & McAteer, M. (2002) Clinical reasoning of expert and novice physiotherapists in an outpatient orthopaedic setting. *Physiotherapy*, **88** (5), 258–268.

Edwards, I., Jones, M., Carr, J., Braunack-Mayer, A. & Jensen, G.M. (2004a) Clinical reasoning strategies in physical therapy. *Physical Therapy*, **84** (4), 312–330.

Edwards, I., Jones, M., Higgs, J., Trede, F. & Jensen, G. (2004b) What is collaborative reasoning? *Advances in Physical Therapy*, **6**, 70–83.

Fell, D.W. (2004) Progressing therapeutic intervention in patients with neuromuscular disorders: A framework to assist clinical decision making. *Journal of Neurological Physical Therapy*, **28** (1), 35–46.

Freeman, J. (2002) Assessment, outcome measurement and goal setting in physiotherapy practice. In: *Neurological Physiotherapy* (ed. S. Edwards), 2nd edn, pp. 21–34, Churchill Livingstone, Edinburgh.

Gillardon, P. & Pinto, G. (2002) A proposed strategy to facilitate clinical decision making in physical therapist students. *Journal of Physical Therapy Education*, **16** (2), 57–63.

Hayes Fleming, M. & Mattingly, C. (2008) Action and narrative: Two dynamics of clinical reasoning. In: *Clinical Reasoning in the Health Professions* (eds J. Higgs, M.A. Jones, S. Loftus & N. Christensen), 3rd edn, pp. 55–64, Elsevier Butterworth-Heinemann, Oxford.

Higgs, J. & Jones, M. (2008) Clinical decision making and multiple problem spaces. In: *Clinical Reasoning in the Health Professions* (eds J. Higgs, M.A. Jones, S. Loftus & N. Christensen), 3rd edn, pp. 3–18, Elsevier Butterworth-Heinemann, Oxford.

Higgs, J., Jones, M.A., Loftus, S. & Christensen, N. (2008a) *Clinical Reasoning in the Health Professions*, 3rd edn. Elsevier Butterworth-Heinemann, Oxford.

Higgs, J., Jones, M.A. & Titchen, A. (2008b) Knowledge, reasoning and evidence for practice. In: *Clinical Reasoning in the Health Professions* (eds J. Higgs, M.A. Jones, S. Loftus & N. Christensen), 3rd edn, pp. 151–162, Elsevier Butterworth-Heinemann, Oxford.

International Bobath Instructors Association (2007) Theoretical assumptions and clinical practice. www.ibita.org

Jensen, G.M., Gwyer, J., Shepard, K.F. & Hack, L.M. (2000) Expert practice in physical therapy. *Physical Therapy*, **80** (1), 28–43.

Kersten, P. (2004) Principles of physiotherapy assessment and outcome measures. In: *Physical Management in Neurological Rehabilitation* (ed. M. Stokes), pp. 29–46, Elsevier Mosby, London.

Kwakkel, G., Kollen, B.J. & Wagenaar, R.C. (1999) Therapy impact on functional recovery in stroke rehabilitation. *Physiotherapy*, **85** (7), 377–391.

Langhammer, B. & Stanghelle, J.K. (2000) Bobath or motor relearning programme? A comparison of two different approaches of physiotherapy in stroke rehabilitation: A randomised controlled study. *Clinical Rehabilitation*, **14**, 361–369.

Mattingly, M. (1994) The narrative nature of clinical reasoning. In: *Clinical Reasoning: Forms of Inquiry in a Therapeutic Practice* (eds C. Mattingly & M. Hayes Fleming), pp. 239–269, F.A. Davis, Philadelphia.

Mayston, M. (2002) Problem solving in neurological physiotherapy: Setting the scene. In: *Neurological Physiotherapy* (ed. S. Edwards), 2nd edn, pp. 3–19, Churchill Livingstone, Edinburgh.

Mayston, M. (2006) Raine: A response. *Physiotherapy Research International*, **11** (3), 183–186.

Paci, M. (2003) Physiotherapy based on the Bobath Concept for adults with post-stroke hemiplegia: A review of effectiveness studies. *Journal of Rehabilitation Medicine*, **35**, 2–7.

Pomeroy, V. & Tallis, R. (2002a) Neurological rehabilitation: A science struggling to come of age. *Physiotherapy Research International*, **7** (2), 76–89.

Pomeroy, V.M. & Tallis, R.C. (2002b) Restoring movement and functional ability after stroke: Now and the future. *Physiotherapy*, **88** (1), 3–17.

Pomeroy, V.M. & Tallis, R.C. (2003) Avoiding the menace of evidence-tinged neuro-rehabilitation. *Physiotherapy*, **89** (10), 595–601.

Raine, S. (2006) Defining the Bobath Concept using the delphi technique. *Physiotherapy Research International*, **11** (1), 4–13.
Raine, S. (2007) The current theoretical assumptions of the Bobath Concept as determined by the members of BBTA. *Physiotherapy Theory and Practice*, **23** (3), 137–152.
Resnik, L. & Jensen, G.M. (2003) Using clinical outcomes to explore the theory of expert practice in physical therapy. *Physical Therapy*, **83** (12), 1090–1106.
Rothstein, J. (2004) The difference between knowing and applying. *Physical Therapy*, **84** (4), 310–311.
Shumway-Cook, A. & Woollacott, M. (2001) *Motor Control: Theory and Practical Applications*, 2nd edn. Lippincott Williams & Wilkins, Philadelphia.
Turner, P.A. & Allan Whitfield, T.W. (1999) Physiotherapists' reasons for selection of treatment techniques: A cross-national survey. *Physiotherapy Theory and Practice*, **15**, 235–246.
van Vliet, P.M., Lincoln, N.B. & Foxall, A. (2005) Comparison of Bobath based and movement science based treatment for stroke: A randomised controlled trial. *Journal of Neurology Neurosurgery and Psychiatry*, **76**, 503–508.
Wade, D.T. (1992) *Measurement in Neurological Rehabilitation*. Oxford University Press, Oxford.
World Health Organization (2002) *Towards a Common Language for Functioning, Disability and Health*. ICF, Geneva.

4 実践の評価

ヘレン・リンドフィールド (Helen Lindfield)
デビィ・ストラング (Debbie Strang)

はじめに

　ボバース概念は常に、一人ひとりの問題の本質を強調しており、これは患者特有の目標設定に強く関連している（IBITA 2004）。個人を取り巻くセラピーを組織化する妥当性は、1977年にベルタ・ボバースによってすでに強調されている。転帰の指標の選択を検討するとき、ボバースセラピストは治療される個人と協力して、何が関連し何が有意義であるかを特定する必要がある。

　現在のエビデンスに基づく実践では、理学療法士が患者の転帰を測定することによって、介入の有効性を決定する強い傾向がある(Sackett et al. 1996；Van der Putten et al. 1999)。ボバース概念は世界中で多様な神経疾患の治療に実践されているが（Lennon 2003；IBITA 2004）、その人気にも関わらず、他の治療介入に勝るアプローチの有効性を裏付けるエビデンスが不足している（Paci 2003）。すべての神経学的アプローチがこの問題を抱えている。このことはバンブライド他 van Vliet et al（2005）の研究によって示された。そして、ラングハンマーとスタンヘーレ Langhammer and Stanghelle（2003年）はボバース概念に基づく治療と運動科学アプローチを受けた患者の短期的結果と長期的結果の差異を特定しようとしたが、それは失敗に終わった。これにはいくつかの理由があるが、特に、患者には個別性があり、さまざまなニーズや意欲、願望を持っていることがその一つである。神経学的治療に関わるセラピストによって用いられる介入は複雑であり、異なるアプローチの利点を相対的に評価することは難しい。研究目的のために介入を単純化する試みは、それらが代表的でなくなってしまう場合が多い（Marsden & Greenwood 2005）。高品質の無作為化試験によるボバース概念の特定のエビデンスが不足しているということは、ボバースセラピストが実践を評価できるよう臨床転帰の指標を使用することが重要であることを意味する(Herbert et al. 2005)。

　本章の目的は、リハビリテーションで用いる測定手段の包括的なレビューを提供することではなく、ボバース概念の背景における転帰指標の使用を検討することである。神経学

的障害をもつ成人のリハビリテーションにおける転帰指標の選択に関連した世界保健機関のICF（WHO 2001）について論じる。転帰指標の選択に影響を及ぼす要因について考察し、セラピストが必要とする指標の特性を提示する。セラピストがさまざまなレベルでの患者の個々の要求を検討できるためのカナダ作業遂行測定（COPM）と目標達成尺度 Goal Attainment Scaling（GAS）について述べる。COPMとGASはいずれも患者の目標領域の特定と優先順位付けを含んでいる。患者の例を用いて、これらの指標の使用についてみていく。

国際生活機能分類に基づく機能、能力低下および健康の評価

　治療成果の評価の適切な指標選択により、セラピストがリハビリテーションの中で起こる変化を正確に特徴付け、監視することが可能になる。しかしながら、あまりに多くの選択指標を目の前にし、臨床家は適切な指標を選択することが難しい場合がある。セラピストは、指標から必要とされる情報を評価し、心理測定的特性を考慮し、評価したい構成要素を定義する必要がある。神経疾患は患者のさまざまなレベルの機能において多様な結果をもたらす。関節可動域や筋出力の障害は、機能制限の原因となり、それが社会参加へ影響を与えることになる。表4.1ではICFにおける機能と障害の区分を定義している。神経系疾患に関わるセラピストは、これらのすべての結果に対する介入の影響を評価する必要がある。臨床家たちは長年、機能障害のレベルでの変化が活動と参加に影響を与えることを前提とし、機能障害の評価と治療に焦点を当ててきた。だが、文献においてこの

表4.1　ICFの機能と能力低下の区分の定義

区分	定義	能力低下	定義
身体構造と機能	身体システムの身体的または心理的機能。身体構造は器官や四肢、それらの構成要素といった解剖学的部位を意味する	機能障害	身体構造や身体的機能、心理的機能の低下あるいは異常を意味する
活動	個人による課題または行動の実行または遂行	活動の制限	個人の健康状態とそれらの背景因子の間における相互作用の負の側面
参加	機能障害、活動、健康状態と背景因子との関係における生活状況の中での個人の関与	参加の制約	

関連性は証明されていない(Sullivan 2000；Geyh 2007)。ボバース概念の基礎となる重要な理論的前提の一つは、生活の全ての面におけるヒトの機能全体を認識することであり、これを検討することが重要である(IBITA 2004)。ボバースセラピストは、患者、介護者や家族と協力して、個別化された目標を特定し、参加の制約や背景となる機能障害を認識する。

WHOのICF分類は、すべての機能レベルを体系的に測定および評価する上で役立つ枠組みを我々に提供してくれる（Mudge & Stott 2007）。対象とする転帰の変化を評価するための適切な指標の選択にあたってこの枠組みを役立てる際、患者には最適なリハビリテーション環境において活動を遂行する能力があるかもしれないが、実生活においては外的・内的要因によって患者の動作遂行が制限されることもあるということを認識することが重要である。この問題は実践経験のある臨床家にはなじみの深いものであり、指標を選択する際に検討されるべきである。この例を挙げると、脳卒中患者の70%が自立して歩行できると報告されているが、実際に屋外で機能的に歩くことができる患者はわずか数%である（Mudge & Stott 2007）。この食い違いは、セラピストが患者の歩行能力の変化を反映するために選択した指標によって説明されるだろう。もし患者の目標があるお店に行くために道路を渡ることであるならば、体操室の中での10m歩行テストによって歩行を評価することは適切ではないかもしれない。より適切なアプローチは、多重課題と運動要素の順序が含まれ、屋外歩行をより反映したコミュニティバランス移動尺度Community Balance and Mobility Scaleを選択することだろう。（Lord & Rochester 2005；Howe 2006）。

ICFは、セラピストが個人やその環境の背景において患者の転帰を検討するために使用することができる。これは、セラピストが変化する環境の中で機能や運動、姿勢筋緊張の障害を伴う個人を治療することを目的とするボバース概念と非常に関連している(IBITA 2004)。表4.2に、これらの領域の変化を反映するためにボバースセラピストが利用できる指標の例を示す。

測定方法の選択に影響する要因

転帰の定義

指標を選択する前に、セラピストは影響を及ぼそうと試みているものを決める必要がある。目標とする転帰を定義する必要があり、これは操作的または構造的に行うことができ

表4.2 ボバース概念を用いるセラピストが利用できる指標の例

身体構造と機能	活　動	参　加
緊張 Modified Ashworth Scale (Bohannon & Smith 1987) Tardieu Scale (Morris 2002) 関節角度計測筋力 Medical Research Council (MRC 1978) 疼痛 視覚的アナログ尺度(Collins et al.1997) 感覚機能 感覚機能 固有受容感覚 触覚 温度覚 二点識別覚	バランス 機能的リーチ(Duncan et al. 1990) バーグバランス尺度(Berg et al. 1989) 脳卒中姿勢評価尺度 (Benaim et al. 1999) 歩行／運動性 Timed Up and Go (Podsiadlo & Richardson 1991) 脳卒中リハビリテーション運動評価(Daley et al. 1997) 上肢 運動評価尺度(Carr et al. 1985)	Short Form 12 (Ware et al. 1996) ノッティンガム健康プロフィール(Hunt &McEwen 1980)
	目標達成尺度GAS (Gordon et al. 1999)	
	カナダ作業遂行測定COPM (Law et al. 1998)	

る(Rangnarsdottir 1996)。概念を実現化することは、概念を測定可能で観察可能な事象と結び付けることである一方、構造的に概念を定義することはその意味を説明することである。例えば、バランスは構造的には、姿勢を保持し内部・外部摂動に対処する能力として定義できる(Berg 1989)。操作的定義は、患者が姿勢を維持するための能力を時間的に表すことや、内部・外部摂動に対する患者の反応の質を点数化することによって、この構造的定義を反映する。転帰目標を定義したら、セラピストは、その目標のうち患者の個々の環境の背景において特に重要な要素を決定することにより、さらに目標を改良することができる。例えば、もし歩行の改善が転帰目標であれば、速度、距離あるいは介助レベルなどが患者にとって最も重要な要素であるか否かを検討することによってさらに改良することができる。セラピストは、選択した目標の変化を反映する最も適切な転帰指標を選択する立場にある。

測定の目的

指標は識別や予測、評価といったさまざまな目的で開発される(Kirshner & Guyatt 1985)。識別的指標は、ある時点での特定の構造内で個人について述べることを目的としており、臨床家が回答者間を区別できるものである。予測的指標は、現在の構造を測定した結果に基づいて将来の転帰を予測する。例えば、バーヘイデン他Verheyden et al. (2004) は脳卒中後遺症患者のバーセル指数 (Barthel Index) に基づいた機能的転帰の体幹機能障害尺度 Trunk Impairment Scale の予測的性質について報告した。この種類の指標は、介入によって引き起こされる臨床像の変化を評価したいセラピストには役立たない。このために、評価指標が必要とされる。指標は時間の経過と伴う変化を測定するよう設計され、優れた信頼性、妥当性と反応性を備える必要がある。

測定の特性

データ水準

転帰指標から収集できるデータには名目的、順位、間隔、比率の4つのレベルがある。異なるレベルのデータを区別できることは、収集したデータを統計的に分析し、解釈する評価者の能力に大きな意味合いを持つ。

名目的データは例えば、患者が目的を達成するか否かといった、転帰の分類のみを可能

とする。

　順位データは尺度を用いて集められる。例えば、バーグバランス尺度(Berg Balance Scale；BBS)などが用いられる。その構成要素の各々は、5点の順位尺度で点数化され、4点は、患者が独立して動作遂行できる、あるいは一定時間姿勢を保持することができることを意味する。0点は患者がすべての構成要素を遂行できないことを意味している。順位尺度には、反応選択の順序や階層性がある。しかしながら、点数の間隔が一定でないことに注意が重要である。例えば、バーグバランス尺度(BBS)での4点と3点の間の差は、必ずしも1と0の間の差と同じように反映されない。これらの尺度は一般的にリハビリテーションにおいて使用され、以下に述べるような制限を認識する必要がある。すなわち、一人の患者における5点の変化は、同様に5点の変化を示した他の患者と同じ改善を意味するわけではないということである。これは、一つの尺度における様々な患者の変化を比較したい実践者に大きな意味を持つ。

　間隔尺度と比率尺度は、厳密に調査できるデータを提供する最も高いレベルの尺度である。間隔尺度は、尺度上の各ポイント間の増分差を識別するが、真のゼロを持たない。間隔データの例として、自己報告の生活の質QOLのスケールが挙げられる。この場合、スコア0はQOLがないことを示すわけではない。

　比率尺度は、真のゼロを有するだけでなくそれぞれの尺度間の距離が等しく、最も優れたレベルのデータを提供する。治療の測定におけるこの例が、活動のタイミングであろう。

　理学療法による介入を評価するとき、どのようなレベルのデータが集められているかを検討することが重要である。変化を評価できる最低条件レベルのデータは順序データだが、それは過剰に解釈されるべきではない。

妥当性

　指標は、その指標の意味するところを正しく評価して初めて妥当なものとなる。多数の妥当性が文献の中で紹介されているが、最も一般的に議論されているのは表面的妥当性、内容的妥当性、構造的妥当性および基準関連妥当性である(Fitzpatrick et al. 1998)。表面的妥当性は、顕在的な尺度の内容で判断される。すなわち、指標の意図するところを測定しているように見えるか、である。内容的妥当性は、測定するよう設計された概念の主要な要素を、その指標がどれくらい包括的に網羅しているかに基づく。表面的妥当性も内容的妥当性も、まさに指標を測定することによって調べられるため、本質的に質的である。構造的妥当性は、より定量的に指標の妥当性を調べる形式である。それは、目標とする転帰の構成要素間の関係を探求することによって調べられる（Streiner & Norman

1995)。例えば、指標が屋外での移動を測定することを意図する場合、速度、二重課題、障害物の回避、持久力などの構成を反映させる必要がある。最後に、基準関連妥当性では新しい指標が目標転帰の確立された基準の指標と相関する。しかし、確立された基準の指標はほとんどなく、新たな指標の開発もほとんどされていない。例えば、新しいバランスの指標は、歩行速度や他のバランス指標を含む他の様々な指標に対して相関する。

信頼性

　信頼性は尺度の内的整合性と再現性に関連している。評価的指標は、信頼できる場合のみ、セラピストにとって役立つものとなる。目標とする転帰の変化が評価される介入に関連している場合は、信頼性が極めて重要である。内的整合性は概念を測定するために関連するほとんどの尺度が、目標とする転帰と同じ側面を測定する複数の構成要素を持つという事実に基づいている。例えば、バーグバランス尺度には姿勢を維持する能力を測定するいくつかの項目がある。その結果、これらの項目が相互に高い相関を持ち、内的整合性のレベルを実証する。再現性は、繰り返し同じ結果を得られる測定能力に関連する。一つの部門内で様々なセラピストが使用できる指標を探しているときに、評価者間の信頼性が重要になる。これは、異なる検査者の合意の程度にも関連する。このことは、あるセラピストが治療期間の開始時にデータを収集する一方で他のセラピストが治療後の測定を行うことができることと、測定された変化が目標転帰の真の変化を検出したものとして受け入れられ、異なる評価者の解釈の違いによって起こりえないことを意味する。評価者内又は再テスト信頼性は、同一の検査者によって行われた繰り返しの観察の一致に関係している。

変化への感度・反応性

　指標が有効で信頼性があるが、変化に敏感ではない場合、評価ツールとして使用されることはほとんどない。反応性は、指標が患者に関連する経時的な変化を検出するかどうかに関連する(Fitzpatrick et al. 1998)。反応性の主な制約の一つは、実践に使用される多くの指標によって示される床効果と天井効果である。指標のデザインと採点法は、患者の症状が改善したあるいは悪化したことを示す能力に影響を及ぼす可能性がある。天井効果の例は脳卒中姿勢評価尺度Postural Assessment Scale for Strokeで、最も有用なのは発症から14〜30日後だが、その後は反応性が減少することが判明している (Mao et al. 2002)。床効果は、実践において日常的に用いられる多くのバランス尺度

に見られ、例として、バーグバランス尺度の活動の最低レベルは坐位の保持であるため、急性期患者はこの尺度で全く採点できない場合がある。

まとめると、患者の臨床症状の変化を評価するための適切な指標の選択は、ここで論じたすべての特性に依存している。セラピストは、それらの測定の妥当性、信頼性および反応性に照らして収集したデータの質を考慮する必要がある。これは、セラピストが主要な測定の特性を認識し、それらを効果的に認識する能力を有する場合のみ起こりうる。この認識は、体系的に治療的実践を評価する最初のステップである。

測定指標

このセクションでは、カナダ作業遂行測定COPMと目標達成尺度GASについて述べる。いずれも、セラピストが患者と協力して、患者の生活に関連する個別化された目標を特定することを可能にする。設定された目標は測定可能かつ反復可能であり、リハビリテーションの過程を評価することができる。目標設定の過程が、これらの2つの測定指標の中核をなし、患者はこの活動の中心にある。

カナダ作業遂行測定(COPM)

COPMは患者中心の測定法であり、作業療法士が自分達の治療効果を判定するために開発された(Law et al. 1998)。COPMでは、患者への半構成化面接法を用いて、患者が主な作業遂行問題を認識するのを助ける。主な領域を以下に示す。

- セルフケア(日常生活ケア、機能的移動、社会的管理を含む)
- 生産活動(有給もしくは無給の仕事と家庭経営を含む)
- レジャー(静的レクリエーション、活動的レクリエーションおよび社会交流を含む)

患者に普段の一日を考えるよう促し、患者に質問しながら、患者が望む、必要とする、あるいは患者に期待される日常活動を確認する。患者が主要な作業遂行の問題を特定したら、今度はその相対的重要性を患者に評価させる。

この評価から、患者によって選択された5つの主要な作業遂行の問題が特定される。患者はその後、1～10点からなる各問題の満足度と遂行度を評価するよう求められる。1点は全く満足していないことを意味し、10点は非常に満足していることを意味する。採

点は視覚的な得点カードを用いて進められる。この情報はその後、現在の能力に対して患者の認識する満足度の点数と、実際の作業遂行の点数を提供する。

　例えば、患者の主要なセルフケアの活動として、夜にベッドに行くために階段を上がることを挙げる。患者は現在の作業遂行に満足度を10点中4点と特定するかもしれない。活動を達成するために長い時間がかかるし、介助者の支援が必要だからである。満足度が低い点数にもかかわらず、患者はうまく活動を行うことができるので、遂行度に10点中7点を与える。この満足度と遂行度の二重のスコアは、患者が最も価値を置く変化領域を表現することができるので有用である。この例の患者は階段を上ることができるが、そのことが自身の取り組み続けたい領域であることを特定している。フィップスとリチャードソン Phipps and Richardson（2007）によるレトロスペクティブ研究では、左右それぞれの脳卒中患者間での、満足度点数の変化の違いを特定し、左側脳卒中患者よりも右側脳卒中患者の方が満足度点数の変化が高いことが判明している。同研究者達は、右側脳卒中患者が左側脳卒中の患者に比べて自己認識が低く、これは患者が自らの能力を過大評価している可能性があることを意味するとの仮説をたてた。COPM のこの要素は、セラピストに非常に参考になり、患者の認識、気分や動機についての洞察を提供するものである。

　COPMは、転帰の指標として使用されることを意図しており、一般的にリハビリテーション期間の開始時と、介入の期間中定期的に実施される。またCOPMは、患者自身の能力に対する知覚の改善または悪化を示し、結果を比較できる採点システムである。患者が評価を完了できない場合、患者と介護者との期待が一致することを目的として、介護者または家族と一緒に使用することができる。介護者と患者が一緒に用いることによって、問題や予想に関するコミュニケーションを促進するために使用できる。図4.1に、ボバースセラピストが臨床推論のスキル、治療計画と評価を発展させるために、どのようにCOPMを使用するかの枠組みを示す。

　COPMは、神経リハビリテーションを含む多くのグループで広く研究されている（Bodiam 1999；Chen et al. 2002；Phipps & Richardson 2007）。

　このことは、再テストにおける信頼性および妥当性、評価者間の信頼性および妥当性が受容可能であることを示している（McColl et al. 1999; Cup et al. 2003; Carswell et al. 2004）。それでもなお、特に知覚や認知の問題がある神経疾患患者では、この指標を用いて問題を特定し、具体的な目標と採点法を決定することへの難しさがある（Bodiam 1999；Phipps & Richardson 2007）。別の懸念事項として、COPMは実践を評価する作業療法士のために開発された指標である（Edwards et al. 2007）。このことは、他のリハビリテーションの実践者をこのツールの使用から締め出すよ

4. 実践の評価

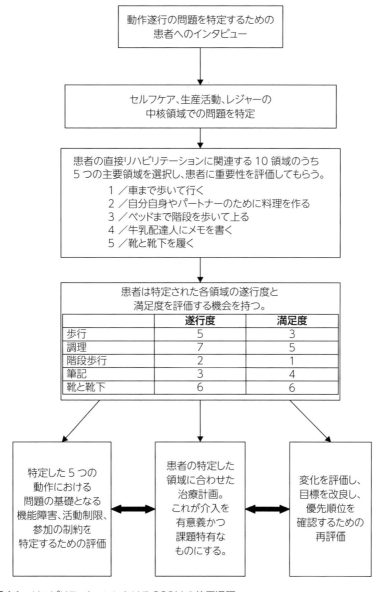

図4.1 リハビリテーションにおけるCOPMの使用過程

うに思われる。しかし、COPMが提供する枠組みとアプローチは非常に有用であるため、我々は、神経リハビリテーションに関わる他のセラピストの実践をサポートするためにこれを使用する方法を検討するべきである。インタビューの技術を発展させる必要はあるが、主要問題を特定し、相対的重要性を評価する患者に焦点をあてることは、リハビリテーションチームのすべてのメンバーが使用できる。患者の満足度と遂行度のスコアを得ることで、

患者に関連する活動・参加レベルにリハビリテーションの焦点が速やかに向けられる。採点システムは、特定された領域の変化を評価するために迅速かつ簡単な方法を提供する。

目標達成尺度 Goal Attainment Scaling（GAS）

　GASはもともと、心理的ヘルスケアの分野において感覚的指標が不足していたことから開発されたものであった（Malec et al. 1991）。GASが最初に使用された際、目標はセラピストや医師によって特定された。しかし、それがリハビリテーションの場面に取り入れられると、目標はセラピスト、患者あるいは家族の共同で決定され、より患者中心となった（Donnelly & Carswell 2002）。

　GASは、障害と機能レベルの両方で治療介入の結果を測定することができる。異なる治療の問題点および異なる目標を持つ患者に使用することができる。GASを使用する場合は、セラピストが治療経過をたどれるよう、すべての患者の目標の点数は、合計得点として加算される（Yip et al. 1998；Gordon et al. 1999）。

　GASを使用するために、患者とセラピストは共同で表4.3に示す形式を用いて5つの目標を設定し、各目標に期待される転帰のレベルを設定する。期待される転帰は、0から＋2に行くほどに望ましい転帰となり、0から−2に行くほどに望ましくない転帰となるよう設定する。患者の開始レベルは、改善の余地を与えるために−1または−2に設定しなければならない。しかし、一部の患者は悪化することを考慮し、可能であれば−1の点数から測定するほうがよいだろう。転帰のレベルを設定するこの過程は、臨床家の経験と、患者のこれまでの状況、認知と現在の臨床的問題などの側面に基づいている。

　患者と共に目標を設定するとき、誰が目標に関係して、何が達成のサポートをして、どこでそれをするのか、いつ起こるのかなどについての情報を包括していることが重要である。例えば、BLさんは洗体と着衣における3つの機能的課題に右手を使用できるようになり

表4.3　GAS採点システム

GASスコア	
−2	期待される成果よりはるかに悪い
−1	期待される成果より悪い
0	期待される成果
1	期待される成果よりも良い
2	期待される成果よりもはるかに良い

たい。目標には、複数の変動要因を含めるべきではない。

変動要因は以下の内容が含まれる。

- 能力因子—課題遂行能力；能力レベルの増加
- 頻度因子—患者はどれくらい行うか
- 支持因子—介助レベル
- 持続時間因子—どれくらい長く患者は課題をできるか、あるいは、どれくらい速くできるか

　目標設定に続いて、治療が行われる。その後所定時間内に、変化を測定するために目標が再評価される（Heavlin et al. 1982；Grenville & Lyne 1995）。この時点で、患者と共に新しい目標を設定することができる。

　GASの採点方法は多数あるが、この章では、ゴードン他 Gordon et al. (1999) の方法を使用する（表4.4）。この方法では、設定された各々の目標のスコアが加算される。例えば、もし患者が4つの目標とそれぞれを−2点と設定する場合、それらの合計点数は−8点となるだろう。あらかじめ計算された表は、全体的な点数を導くために使用され、この例では21点となる。

　GASは、高齢者、認知リハビリテーション、頭部外傷、メンタルヘルス、小児科、痛みや切断患者のケアを含む多数の場面において有効であり、かつ信頼性と反応性が高いことが示されている（Malec 1999；Joyce et al. 1994；Gordon et al. 1999；Stolee et al. 1999；Rushton & Miller 2002；Ashford & Turner-Stokes 2006；Hum et al. 2006）。

　ジョイス他 Joyce et al. (1994) による頭部外傷患者の研究では、多くの標準化された転帰指標は、変化に対して鈍感であり、しばしば患者に特有な目標を見失うことがあることが指摘された。ロックウッドとストレー Rockwood & Stolee (1997) の研究でも頭部外傷患者にGASが使用され、その結果から、他の有効な様々な転帰指標と中程度の相関関係を持つことが示唆された。彼らは、ボバース概念に重要な領域である患者の意見や価値観を示すものとして、GASが標準的な転帰指標の重要な補足になると結論付けた。

　ストレー他 Stolee et al. (1992) は、高齢者リハビリテーションにおける患者に対して、病院でのGASの点数の変化はバーセル指数と強い同時妥当性を示したことを報告した。この研究では、すべての患者の目標が時間枠内で達成され、評価者間での一致は高かった。反復研究において、ストレー他 Stolee et al. (1999) は病院と経過観察にて173人に設定された目標を調べた。一連の身体的指標と認知的指標を比較し、GASは信頼性があり有効であることが判明した。注目すべき点は、他の指標よりも著しく反応性が高

表4.4 あらかじめ計算された採点表

目標点数の合計	1	2	3	4	5	6	7	8
−16								18
−15								20
−14							18	22
−13							21	24
−12						19	23	26
−11						22	25	28
−10					20	24	27	30
−9					23	27	30	32
−8				21	26	29	32	34
−7				25	29	32	34	36
−6			23	28	32	35	36	38
−5			27	32	35	37	39	40
−4		25	32	35	38	40	41	42
−3		31	36	39	41	42	43	44
−2	30	38	41	43	44	45	45	46
−1	40	44	45	46	47	47	48	48
0	50	50	50	50	50	50	50	50
1	60	56	55	54	53	53	52	52
2	70	62	59	57	56	55	55	54
3		69	64	61	59	58	57	56
4		75	68	65	62	60	59	58
5			73	68	65	63	61	60
6			77	72	68	65	64	62
7				76	71	68	66	64
8				79	74	71	68	66
9					77	73	70	68
10					80	76	73	70
11						78	75	72
12						81	77	74
13							79	76
14							82	78
15＋16								80＋82

いことが判明したことである。著者らはこの反応性が、個人の変化を評価し、患者が示す複数の問題を認識するGASの能力によるものであることを示唆している。この所見は、ロックウッド他 Rockwood et al.（2003）の高齢者の無作為化比較試験によって改めて表明された。その結果では、使用される標準的指標よりもGASの反応性が高いことが示された。著者らは、この設定においてGASが患者にとって重要なことを測定できることを実感した。

　GASは、ボバース概念のための転帰指標を満たす上で必要な多くの基準を備えているように見えるが、いくつかの制約がある。GASに関連した文献のレビューでは、神経学におけるエビデンスが欠如していることが強調されている（Reid & Chesson 1998）。GASの欠点の一つは、目標の選択と設定に時間がかかることである。だが、立ち上がり動作のような特定の活動に一般的なGASの目標を使用すれば、時間を省くことができるだろう。イップ他 Yip et al.（1998）による高齢者リハビリテーション施設の患者143人を対象としたレトロスペクティブレビューでは、標準化されたGASの目標の使用が有効であり反応性があることが示された。彼らは、患者の個人特性を保持しながら、従来のGASの目標への変わりになりうる標準化されたメニューを提案した。表4.5に、臨床実践での使用例を示す。ここで患者は、自立で立ち上がることを目標領域として特定している。この目標で検討される変動要因は、介助レベルである。

表4.5 上肢課題におけるGAS目標の発展の例

GASスコア	上肢機能
−2	BLさんは2週間で、介護者の介助により、自分の右手でコップを持ち、飲み物を飲むことができるようになる
−1	BLさんは2週間で、口頭の促しにより自分の右手でコップを持ち、飲み物を飲むことができるようになる
0	BLさんは2週間で、自分の左手で支えた右手でコップを持ち、飲み物を飲むことができるようになる
1	BLさんは2週間で、自分の右手でコップを持ち、口に持ってくることができるが、飲み物を飲むことはできない
2	BLさんは2週間で、自分の右手でコップを持ち、飲み物を飲むことができるようになる

　レイドとチェソン Reid and Chesson（1998）は脳卒中患者におけるGASについて研究する唯一の研究者である。彼らは、患者が設定した目標と、セラピストが設定した目標の類似点と相違点を調べた。セラピストは頻繁に障害レベルの目標を選択し、患者は

表4.6　活動・参加レベルに基づいた立ち上がりの目標の例

GASスコア	立ち上がり
−2	AS夫人は2週間で、他者による最大介助(セラピスト75%以上の介助)なしで、車椅子から立ち上がることができない
−1	AS夫人は2週間で、他者による中等度介助(セラピスト50%以上の介助)なしで、車椅子から立ち上がることができない
0	AS夫人は2週間で、自分の上肢の最大使用(上肢による75%以上の働き)により一人で車椅子から立ち上がることができる
1	AS夫人は2週間で、自分の上肢の中等度使用(上肢による50%の働き)により一人で車椅子から立ち上がることができる
2	AS夫人は2週間で、自分の上肢の最小使用(上肢による25%以下の働き)により一人で車椅子から立ち上がることができる

表4.7　立ち上がりのための股関節安定性の改善に関連した機能障害レベルの例

GASスコア	股関節の安定性
−2	AS夫人は1週間で、中等度介助(セラピストによるしっかりとした接触)により骨盤中間位での下肢屈曲位による背臥位において、右(麻痺側)股関節を正中位に保持することができる
−1	AS夫人は1週間で、最小介助(セラピストによる軽い接触)により骨盤中間位での下肢屈曲位による背臥位において、右(麻痺側)股関節を正中位に保持することができる
0	AS夫人は1週間で、骨盤中間位での下肢屈曲位による背臥位において、右(麻痺側)股関節を正中位に保持することができる
1	AS夫人は1週間で、骨盤中間位での下肢屈曲位による背臥位において、右(麻痺側)股関節を正中位に保持することができ、左下肢を外転することができる
2	AS夫人は1週間で、骨盤中間位での下肢屈曲位による背臥位において、左下肢を屈曲と伸展している間、右(麻痺側)股関節を正中位に保持することができる

頻繁に活動レベルの目標を設定していた。同所見では、セラピストによって設定された目標は、患者によって設定された目標よりも頻繁に達成されたことが示された。この問題に対処する戦略として、患者とセラピストが、患者の選択を反映する活動・参加レベルの目標を設定することが考えられる。これに関連して、セラピストは患者の特定した活動の達成をサポートする障害レベルの目標を設定する。この過程は、活動・参加の転帰の重要性を認識しつつ、セラピストの臨床推論を高める有用なツールとなりうる。

表4.5では、一般的なGASの目標がどのように発展するかを、上肢の課題を例にとって

表4.8　立ち上がりのための足関節可動性の改善に関連した機能障害レベルの例

GASスコア	足関節の可動性
−2	AS夫人は1週間で、立ち上がり動作の時に踵接地するために2 cmの踵ウェッジが必要になる
−1	AS夫人は1週間で、立ち上がり動作の時に踵接地するために1 cmの踵ウェッジが必要になる
0	AS夫人は1週間で、立ち上がり動作の時に右足の踵接地を維持することができる
1	AS夫人は1週間で、立ち上がり動作の時に右足関節を10度背屈させることができる
2	AS夫人は1週間で、立ち上がり動作の時に右足関節を20度背屈させることができる

示している。表4.6では、活動レベルおよび参加レベルで記述された立ち上がり動作の評価において発展した目標の例を示す。

この活動目標から、セラピストは患者の立ち上がりの能力を阻害する主要因子を特定することができる。表4.7と4.8では、AS夫人が一人で立ち上がることを阻害する主たる要因として股関節の安定性と足関節の可動域を特定する目標を示している。

まとめ

神経学的治療の実践を支援する質の高い研究の欠如は、我々の治療介入がエビデンスに基づくか否かを評価することが不可欠であることを意味している（Greenhalgh et al. 1998）。セラピストは自分が適切な測定法を選択できるようになるための知識を持ち、評価したい構成を定義できるようになる必要がある。世界保健機関（WHO）のICFは、この過程を促進するための有用な構造を提供する。

ボバース概念の中核にあるのは、患者を一人ひとりの個人として治療する必要があるとの認識である。機能的な測定法だけでは、患者の意見や価値観を表すことはできない。GASとCOPMは、患者が常にリハビリテーション過程の中心であることを念頭に置いた、有効で信頼性と反応性をもつ患者中心の指標である。

標準的指標のさらなる問題は、質的な機能運動の効率性の変化を表す能力が欠けていることである（Paci 2003）。この章で我々は、GASが個々の目標を定量化でき、目標を達成するために必要な質的段階を特定するために、セラピストがどのように使用できるかを実証している。GASは、運動の質を測定するために使用することができ、合意した目標

は、各患者に個別化されており一般的な標準的指標によっては決定できない。

主な学習ポイント

- ICFは、セラピストが個人と環境の背景における機能障害、活動および参加のレベルを検討することを促進する有用な枠組みである。
- セラピストは、心理的および臨床的特性の知識に基づいて測定手段を選択できるような能力を発展させる必要がある。
- COPMとGASは、患者中心の指標であり、ボバース概念の重要な一面である患者の意見や価値観を示すものであるので、標準的な転帰指標に対する重要な補足指標として活用できる(Rockwood & Stolee 1997)。
- ボバース概念を活用したリハビリテーション側面の一つは、患者の運動と機能の質的変化の必要性を認識することである。
- GASは、患者の設定した目標に照らして質を評価する枠組みを提供する。

参考文献

Ashford, S. & Turner-Stokes, L. (2006) Goal attainment for spasticity management using botulinum toxin. *Physiotherapy Research International*, **11** (1), 24–34.

Benaim, C., Perennou, D., Villy, J., Rousseaux, M. & Pelissier, J. (1999) Validation of a standardized assessment of postural control in stroke patients (PASS). *Stroke*, **30** (9), 1862–1868.

Berg, K., Wood-Dauphinee, S., Williams, J. & Gayton, D. (1989) Measuring balance in the elderly: Preliminary development of an instrument. *Physiotherapy Canada*, **41**, 304–311.

Bobath, B. (1977) Treatment of adult hemiplegia. *Physiotherapy*, **62**, 310–313.

Bodiam, C. (1999) The use of the Canadian Occupational Performance Measure for the assessment of outcome on a neurorehabilitation unit. *British Journal of Occupational Therapy*, **62** (3), 123–126.

Bohannon, R. & Smith, M. (1987) Interrater reliability of a modified Ashworth scale of muscle spasticity. *Physical Therapy*, **67**, 206–207.

Carr, J., Shepherd, R., Nordholm, L. & Lynne, D. (1985) Investigation of a new motor assessment scale for stroke patients. *Physical Therapy*, **65**, 175–180.

Carswell, A., McColl. M., Baptiste, S., Law, M., Polatajko, H. & Pollock, N. (2004) The Canadian Occupational Performance Measure: A research and clinical literature review. *Canadian Journal of Occupational Therapy*, **71** (4), 210–222.

Chen, Y.-H., Rodgers, S. & Polatajko, H. (2002) Experiences with the COPM and client-centred practice in adult neurorehabilitation in Taiwan. *Occupational Therapy International*, **9** (3), 167–184.

Collins, S., Moore, A. & McQuay, H. (1997) The visual analogue scale: What is moderate pain in millimetres? *Pain*, **72**, 95–97.

Cup, E., Scholte op Reimer, W., Thijssen, M. & van Kuyk-Minis, M. (2003) Reliability and validity of the Canadian Occupational Performance Measure in stroke patients. *Clinical Rehabilitation*, **17**, 402–409.

Daley, K., Mayo, N., Wood-Dauphinee, S., Danys, I. & Cabot, R. (1997) Verification of the stroke rehabilitation assessment of movement (STREAM). *Physiotherapy Canada*, **49**, 269–278.

Donnelly, C. & Carswell, A. (2002) Individualised outcome measures: A review of the literature. *The Canadian Journal of Occupational Therapy*, **69** (2), 84–95.

Duncan, P., Weiner, D., Chandler, J. & Studenski, S. (1990) Functional reach: A new measure of balance. *Journal of Gerontology*, **45**, M192–M197.

Edwards, M., Baptiste, S., Stratford, P. & Law, M. (2007) Recovery after hip fracture: What can we learn from the Canadian Occupational Performance Measure. *American Journal of Occupational Therapy*, **61** (3), 335–344.

Fitzpatrick, R., Davey, C., Buxton, M. & Jones, D. (1998) Evaluating patient-based outcome measures for use in clinical trials. *Health Technology Assessment*, **2** (14), 19–45, NHS R&D HTA Programme.

Geyh, S., Cieza, A., Kollerits, B., Grimby, G. & Stucki, G. (2007) Content comparison of health related quality of life measures used in stroke based on the international classification of functioning, disability and health (ICF): A systematic review. *Quality Life Research*, **16**, 833–851.

Gordon, J., Powell, C. & Rockwood, K. (1999) Goal attainment scaling as a measure of clinically important change in nursing home patients. *Age and Ageing*, **28**, 275–281.

Greenhalgh, J., Long, A.F., Brettle, A.J. & Grant, M.J. (1998) Reviewing and selecting outcome measures for use in routine practice. *Journal of Evaluation in Clinical Practice*, **4** (4), 339–350.

Grenville, J. & Lyne, P. (1995) Patient-centred evaluation and rehabilitative care. *Journal of Advanced Nursing*, **22**, 965–972.

Heavlin, W.D., Lee-Merrow, S.W. & Lewis, V.M. (1982) The psychometric foundations of goal attainment scaling. *Community Mental Health Journal*, **18**, 230–241.

Herbert, R., Jamtvedt, G., Mead, J. & Hagen, K. (2005) Editorial: Outcome measures measure outcome, not effects of intervention. *Australian Journal of Physiotherapy*, **51**, 3–4 (Editorial).

Howe, J., Inness, E., Venturini, A., Williams, J. & Verrier, M. (2006) The community balance and mobility scale: A balance measure for individuals with traumatic brain injury. *Clinical Rehabilitation*, **20**, 885–895.

Hum, J., Kneebone, I. & Cropley, M. (2006) Goal setting as an outcome measure: A systematic review. *Clinical Rehabilitation*, **20**, 756.

Hunt, S. & McEwen, J. (1980) The development of a subjective health indicator. *Social Health Illness*, **2**, 231–246.

International Bobath Instructors Training Association (2004) Theoretical assumptions and clinical practice (Internet). http://www.ibita.org (Accessed 10 January 2005).

Joyce, B.M., Rockwood, K. & Mate-Kole, C. (1994) Use of goal attainment scaling in brain injury in a rehabilitation hospital. *American Journal of Physical Medicine and Rehabilitation*, **73**, 10–14.

Kirshner, B. & Guyatt, G. (1985) A methodological framework for assessing health indices. *Journal of Chronic Disability*, **38**, 27–36.

Langhammer, B. & Stanghelle, J. (2003) Bobath and motor relearning programme? A follow up one and four years post stroke. *Clinical Rehabilitation*, **17** (7), 731–734.

Law, M., Baptiste, S., Carswell-Opzoomer, A., McColl, M., Polatajko, H. & Pollock, H. (1998) *Canadian Occupational Performance Measure*, 3rd edn. CAOT Publications, Ottawa.

Lennon, S. (2003) Physiotherapy practice in stroke rehabilitation: A survey. *Disability and Rehabilitation*, **25**, 455–461.

Lord, S. & Rochester, L. (2005) Measurement of community ambulation after stroke. Current status and future developments. *Stroke*, **36**, 1457–1461.

Malec, J.F. (1999) Goal attainment scaling in rehabilitation. *Neuropsychological Rehabilitation*, **9** (3/4), 253–275.

Malec, J.F., Smigielski, D. & DePompolo, R.W. (1991) Goal attainment scaling and outcome measurement in postacute brain injury rehabilitation. *Archives of Physical Medicine and Rehabilitation*, **72**, 138–143.

Mao, H.F., Hseuh, I.P., Sheu, C.F. & Hsieuh, G.Y. (2002) Analysis and comparison of the psychometric properties of three balance measures for stroke. *Stroke*, **3**, 1022.

Marsden, J. & Greenwood, R. (2005) Physiotherapy after stroke: Define, divide and conquer. *Journal of Neurology Neurosurgery and Psychiatry*, **76**, 465–466.

McColl, M., Paterson, M., Davies, D., Doubt, L. & Law, M. (1999) Validity and community utility of the Canadian Occupational Performance Measure. *Canadian Journal of Occupational Therapy*, **67**, 22–30.

Medical Research Council (MRC) (1978) *Aids to the Examination of the Peripheral Nervous System*. Baillere Tindall, Eastbourne.

Morris, S. (2002) Ashworth and Tardieu scales: Their clinical relevance for measuring spasticity in adult and paediatric neurological populations. *Physical Therapy Reviews*, **7**, 53–62.

Mudge, S. & Stott, S. (2007) Outcome measures to assess walking ability following stroke: A systematic review of the literature. *Physiotherapy*, **93**, 189–200.

Paci, M. (2003) Physiotherapy based on the Bobath Concept for adults with post stroke hemiplegia: A review of effectiveness studies. *Journal of Rehabilitation Medicine*, **35**, 2–7.

Phipps, S. & Richardson, P. (2007) Occupational therapy outcomes for clients with traumatic brain injury and stroke using the Canadian Occupational Performance Measure. *The American Journal of Occupational Therapy*, **61** (3), 328–334.

Podsiadlo, D. & Richardson, S. (1991) The timed up and go: A test of basic functional mobility for frail elderly persons. *Journal of American Geriatric Society*, **39**, 142–148.

Ragnarsdottir, M. (1996) The concept of balance. *Physiotherapy*, **82**, 368–375.

Reid, A. & Chesson, R. (1998) Goal Attainment Scaling: Is it appropriate for stroke patients and their physiotherapists? *Physiotherapy*, **84** (3),136–144.

Rockwood, K. & Stolee, P. (1997) Use of goal attainment scaling in measuring clinically important change in cognitive rehabilitation patients. *Journal of Clinical Epidemiology*, **50** (5), 581–588.

Rockwood, K., Howlett, S., Stadnyk, K., Carver, D., Powell, C. & Stolee, P. (2003) Responsiveness of goal attainment scaling in a randomized controlled trial of comprehensive geriatric assessment. *Journal of Clinical Epidemiology*, **56**, 736–743.

Rushton, P. & Miller, W. (2002) Goal Attainment Scaling in the rehabilitation of patients with lower extremity amputations: A pilot study. *Archives Physical Medicine and Rehabilitation*, **83**, 771–775.

Sackett, D., Richardson, W., Rosenberg, W. & Haynes, R. (1996) *How to Practice and Teach Evidence Based Medicine*. Churchill and Livingstone, Edinburgh.

Stolee, P., Rockwood, K., Fox, R. & Streiner, D. (1992) The use of goal attainment scaling in the geriatric care setting. *Journal of American Geriatrics Society*, **40**, 574–578.

Stolee, P., Stadnyk, K., Myers, A. & Rockwood, K. (1999) An individualised approach to outcome measurement in geriatric rehabilitation. *Journal of Gerontology*, **54A** (12), 641–647.

Streiner, D. & Norman, G. (1995) *Health Measurement Scales: A Practical Guide to Their Development and Use*, 2nd edn. Oxford University Press, Oxford.

Sullivan, M., Shoaf, L. & Riddle, D. (2000) The relationship of lumbar flexion to disability in patients with low back pain. *Physical Therapy*, **80**, 240–250.

Van der Putten, J., Hobart, J., Freeman, J. & Thompson, A. (1999) Measuring change in disability after inpatient rehabilitation: Comparison of the responsiveness of the Barthel Index and functional independence measure. *Journal of Neurology Neurosurgery and Psychiatry*, **66**, 480–484.

Van Vliet, P., Lincoln, N. & Foxall, A. (2005) Comparison of Bobath based and movement science based treatment for stroke: A randomised controlled trial. *Journal of Neurology Neurosurgery and Psychiatry*, **76**, 503–508.

Verheyden, G., Nieuwboer, A., Mertin, J. et al. (2004) The Trunk Impairment Scale: A new tool to measure motor impairment of the trunk after stroke. *Clinical Rehabilitation*, **18**, 326–334.

Ware, J., Kosinski, M. & Keller, S. (1996) A 12 item short form health survey. Construction of scales and preliminary tests of reliability and validity. *Medical Care*, **34**, 220–233.

World Health Organization (2001) *International Classification of Functioning Disability and Health*. ICF Geneva: WHO.

Yip, A., Gorman, M., Stndnyk, K., et al. (1998) A standardized menu for goal attainment scaling in the care of frail elders. *Gerontologist*, **38** (6), 735–742.

坐位から立位、立位から坐位への運動

リンネ・フィッチャー (Lynne Fletcher)
キャサリン・コーナル (Catherine Cornall)
スー・アームストロング (Sue Armstrong)

はじめに

　ボバース概念では、移動の自立や上肢と手の機能回復の基礎を成す、坐位からの立ち上がり（STS）の自立をリハビリテーションの基本的目標と考える。坐位からの立ち上がりは、自立した直立運動の獲得に重要な準備要素かつ日常生活の自立に重要な因子として特定されている（Lomaglio & Eng 2005）。坐位からの立ち上がりができないことは、世界保健機関（WHO）によって重度障害状態と認識され、将来的な機能障害の予測因子と考えられている。その質的パフォーマンスは他の多くの活動に影響するものであり、歩行（Chou et al. 2003）、転倒リスク（Cheng et al. 2004）およびある場所からの移動（Guralnik et al. 1994）における効率性の予測にも関連している。

　日常生活において、坐位から立位、立位から座位の運動は多くの異なる状況で1日に何回も行われる。坐位からの歩行（STW）と坐位からの立ち上がりはともに、坐位での安定性の限界を超えてリーチすることを可能にするため、坐位からの立ち上がり動作は、正常な人間の運動、移動、並びにリーチと把握の2つの主要側面の不可欠な要素も形成している（Magnan et al. 1996; Dean et al. 2007）。この複雑で生体力学的に難しい課題は、単独で実施されるが、トイレの動作、更衣動作、車から降りる動作などの他の機能的課題の一部としてより共通的に実施される。

　坐位からの立ち上がりの基礎をなす姿勢制御要素は先行随伴性であり、比較的自律的な遂行が可能である。姿勢制御のこのような特徴は、過去の運動経験に基づいて学習、発達、修正される。これにより、人は2つ以上の課題を同時に行うことが可能になる。しかし、加齢、損傷または運動制御の障害によって、正常な運動の要素と順序は失われ、機能を回復するために異なる代償戦略が使われることになる。

　セラピストの課題は、自律的遂行を最適化し、効率性の悪い代償戦略を最小化し、様々な場面への巧緻運動の移行可能性を最大化する、坐位からの立ち上がりの要素の制御

の改善を助けることである。自立性と生活の質に関連するこの基本的活動には十分な治療時間が必要であり、25％の時間がこの分野に費やされることが報告されている（Jette et al. 2005）。患者の坐位からの立ち上がり能力を観察的に分析することは、姿勢と運動の協調を調べるために有効な理論的枠組みとしてとらえることができる（Mourey et al. 1998）。

ボバースセラピストは臨床推論に基づいて、様々な姿勢、環境および背景における特定の運動手順の要素を獲得することに治療の焦点を合わせることができる。重要な要素を以下に挙げる。

- アラインメント
- 運動の可動域とパターン
- タイミング
- 速度
- 筋力
- 姿勢制御

様々な場面での課題の遂行にこれらの要素を統合することが、機能へと応用させるために不可欠である。

文献からの臨床的考察

坐位から立位、立位から坐位への運動は、運動力学、運動学、筋電図活動の研究を含む文献で広範囲に研究されている。正常な被験者と、高齢者（Mourey et al. 1998; Dubost et al. 2005）、肥満者（Sibelia et al. 2003）、脳卒中患者（Chou et al. 2003; Cheng et al. 2004）、その他神経系障害者（Bahrami et al. 2000）を比較する研究がなされている。臨床家は、研究において被験者の運動パターンを標準化するために用いられた制約を認識し、情報を効果的に適用する能力にこれらがいかに影響するかを検討する必要がある。文献中に多くみられる制約としては、開始姿勢、座面の高さ、足の位置、上肢の位置が挙げられる。

開始姿勢

背もたれのない椅子に支えなしで座る能力は、坐位からの立ち上がりに関する多くの研究への組入れ条件として必要とされているが、臨床経験では、神経損傷を有する患者が支えなしの坐位を維持するために不適切な多くの戦略を用いている可能性が示唆される。そのため、椅子からの立ち上がりの能力を臨床的に評価するには第一に、姿勢制御の効率性と椅子への体重移動の能力を検討することが必要と思われる。

座面の高さ

多くの研究者は座面の高さについて、各個人のてこの長さと相対した基準として高さを設定することだけでなく、異なる高さでの効率性と労力のレベルを比較することを検討している（Mazza et al. 2004; Yamada & Demura 2004; Roy et al. 2006）。ボバース概念では、坐位からの立ち上がりに必要な構成要素を患者が学習できるよう、環境要素の修正が検討される。患者が最適な運動パフォーマンスを達成できるようこれを積極的に適用する必要がある。マッザ他 Mazza et al.（2004）は、様々な機能的レベルで一人一人が異なる代償戦略を用いると述べており、座面の高さを低くするほど多くの代償活動が必要になることを実証した。ボバース概念では、治療的に運動パフォーマンスを改善することによってこれらの代償戦略も最小化する。

足の位置

研究の大半は、床に足を平らにした状態での坐位からの立ち上がりを評価している。多くの研究者は、坐位からの立ち上がりにおける足の位置の特殊な影響を考慮しており、例えば、足が前方にある場合と後方にある場合、対称な場合と非対称な場合を比較している（Khemlani et al. 1999; Roy et al. 2006）。

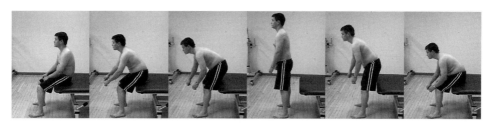

図5.1 坐位から立位、立位から坐位へと運動する運動失調患者

正常な場合、足の位置は質量中心（COM）の前方移動と同時に定まる。坐位からの立ち上がりを始める前に足の姿勢を決定することは、運動のパラメータを変化させることになりうる（図5.1）。踵を上げてまたは下げて運動を開始することは、坐位からの立ち上がりにおける前方運動を考える上で重要な要素であり、研究が非常に限られた分野である。この問題については本章の臨床のセクションで詳しく述べる。

上肢の位置

　多くの研究では、標準姿勢として上肢が体幹の前で交叉して曲げられている。これは坐位からの立ち上がりにおける上肢の役割についての研究を制限している。カアとゲンタイル Carr and Gentile（1994）およびマッザ他 Mazza et al.（2004）の研究は、この活動中の上肢の役割に焦点を当てた注目すべき例外である。カアとゲンタイル Carr and Gentile（1994）は、上肢が制限されると、正常被験者は大腿部が座面から離れたときに体重がわずかに前方に移動するため、バランスを取るのが難しくなることを示した。臨床的には、例えば姿勢活動の低下、アラインメント障害、緊張亢進、生体力学的変化などによって上肢の使用が妨げられると、パフォーマンスの質は落ちる。上肢は身体移動に積極的に関連することはできないことが多いため、本章最後の臨床例に示すような妨害さえ起こりうる。

　カアとゲンタイル Carr and Gentile（1994）は、上肢は坐位からの立ち上がりの間に身体のバランスを取るだけでなく、下肢の前方移動を促す役割を持つと結論付けた。上肢と下肢の強い一時的な共同活動が認められた。四肢間の神経共役に関する最近の研究（Zehr 2005; Kline et al. 2007）で、ある身体部位の適切な活性化やアラインメントを臨床的に実践することで別の部位の活動が強化されることが裏付けられ、これはボバース概念の臨床実践の基礎である。正常な場合における上肢の使用は、個人がどの程度深く椅子に坐っているか、脚長と相対した座面の傾斜または座面の高さなどを含む多くの因子に依存している。上肢は体幹の前方移動を助けたり、推進力を与えたり、あるいは座面から身体を持ち上げるのを助けたりするために用いられる。上肢が下肢の作業負荷を減少することが示されている（Mazza et al. 2004）。上肢は、推進力の生成において直接的にも、他の身体分節の運動に伴う適合または「協調アラインメント」に関連して間接的にも、常に移動の活動部位である。坐位からの立ち上がりからの姿勢移動の際に上肢を拘束することは、課題の性質を大きく変化させてしまう（Carr & Gentile 1994）。

立ち上がり動作の運動相

坐位からの立ち上がりの運動順序は広く用いられている以下の4つの段階に分けられる（Schenkman et al. 1990）。

1. 屈曲相
2. 体重移動相
3. 伸展相
4. 安定相

これらの段階は分けて説明されることが多いが、連続体を形成し全順序が2秒以内に実行される（Chou et al. 2003）。よって課題は、個人が慣性に打ち勝ち、推進力を得て、加速や減速をコントロールすることを必要とする。本章の目的のため、患者と正常被験者の観察に基づく各段階の分析を発展させるための枠組みとしてこれらの段階を用いる。

第1段階：屈曲相

運動の開始で始まり、椅子から殿部が離れる（離殿）直前に終わる

この説明は、支えなしの坐位から開始する被験者を基本とする。リラックスした坐位では骨盤は後傾していることが多く、この体幹前屈の間に骨盤が前傾方向に動く。

坐位からの立ち上がりは、身体のCOMを水平・垂直の両方向に移動する身体分節の協調的相互作用を必要とする（Tully et al. 2004）。これにより、体幹と骨盤の分節的協働活動による体重の持ち上げが起こる。下肢のアライメントと活性化によって作り出される安定した支持面の上で直線的伸展を及ぼすには、体幹の伸筋群と腹筋の同時活性化が必要である。ディーンら Dean et al. (2007) による小規模研究では、坐位でのリーチ活動の改善が下肢の活動性の増加と相関することが明らかにされた。リーチ動作のために体重を前にかける活動と、坐位からの立ち上がりにおいて体重を前にかける活動のパターンには、強い運動力学的類似性や共通するいくつかの構成要素がある（Papaxanthis et al. 2003）。そのため臨床的には、例えばリーチなどのある課題の構成要素の促通および練習が、坐位からの立ち上がりなどの別の動作のパフォーマンスを強化する可能性があり、その逆もありうる。この相では、頭部、体幹および上肢を選択的伸展および骨盤による前方移動と組み合わせて考慮することも重要である。タリー他 Tully et al. (2004) は、安

定した体幹伸展の獲得における体幹の分節的活動の重要性を強調している。臨床経験から、体重の前上方移動のための体幹活動の動員における効率性の獲得には、検討すべきいくつかの因子が必要であることが示唆される。以下に挙げる。

- 開始姿勢
- 支持の程度
- 姿勢アラインメントと活動性
- 相対的な座面の高さと表面

　体幹の姿勢制御が不十分で最適なアラインメントを作ることが困難な患者では、この段階での活動の準備が必要である。ヒルクスフィールド他 Hirschfeld et al. (1999) は、前屈を始める前に重心を上げる離殿の準備において殿部の下側に及ぼされる等尺性の「押上げ力」について説明した。これは、体幹の前屈より前に必要な、側方または前後方向に骨盤と股関節から及ぼされる抗重力活動を促通する臨床的役割を裏付けている。これによりタイミングとフィードフォワード制御が改善され、望ましくない代償戦略の最小化につながる。

第2段階：体重移動相

離殿から始まり、足関節背屈が最大のときに終わる

　この相は、下肢に最大の力を要する移動段階であり、坐位からの立ち上がりは歩行や階段昇降よりも生体力学的な要求が大きいことが示されている (Berger et al. 1988)。

　筋力低下はこの相に重大な影響を及ぼす。COMが足部の小さい支持基底面を超えるため、安定性も非常に難しくなり、臨床的にはこの移動で転倒することが多い。

　新しい支持基底面が比較的小さいため、足関節と足部のアラインメント、活動性および安定性は極めて重要である。背屈筋は、坐位からの立ち上がりにおいて脛骨軸を前方に引くために最初に作用する筋群であることが分かっている。これは脳卒中患者において欠けているかまたは遅れることが多く (Cheng et al. 2004)、安定性は前脛骨筋とヒラメ筋の協調的活動に依存する (Goulart & Valls-Sole 1999, 2001)。

　どの人にも共通することとして、COMが足部の上に移動し始めるまで踵は床に接触していない。このため、坐位からの立ち上がりの開始時は足全体が床に接触している必要はないが、移動中には床に届かなければならない。この事象のタイミングは、坐位からの立ち上がりにおいて足部から及ぼされる推進力の重要な構成要素である。足部の動的安

定性と適応性は、移動のすべての段階で必要とされる。足部の可動性に影響を与える装具の選択と使用に伴い、運動可動域の制限や筋緊張の変化などの阻害因子を検討すべきである。

下肢の適切なアラインメントは、この段階と次の進展性における筋活動のタイミングとパターンに重大な影響を及ぼす。例えば、股関節内転筋の筋緊張亢進を伴う多発性硬化症の患者は、前方への推進相において股関節屈曲の増大と前傾の戦略を用いることが考えられ、これにより伸展方向に挙げることはさらに難しくなる。

第3段階：伸展相

足関節の最大背屈の直後から、股関節伸展の停止まで

この段階でも、高いレベルの姿勢制御が要求される。セラピストは、運動が発生する際に、安定の維持における運動連鎖全体を考慮する必要がある。股関節、膝関節、足関節伸筋の協調的活性化により、身体を重力に反して持ち上げる。身体が持ち上がると、股関節と膝関節が伸展する一方で股関節がより中間位アラインメントの方向へ動くため、骨盤の前方傾斜が小さくなる。

運動失調患者など姿勢の不安定な患者では、COMのずれをコントロールするために様々な戦略が用いられる。例を挙げる。

- 広い支持基底面の適応
- 前屈の増大
- 膝関節の過伸展
- 過度の背屈
- 座面の端で下肢の裏を支える（図5.1を参照）

このような短期的な戦略の使用は、長期的な坐位からの立ち上がりの回復を妨げる可能性がある。立ち上がる間の力の比率の減少と姿勢動揺の増大が、転倒リスクを有する患者と相関することが示されている（Cheng et al. 1998）。

第4段階：安定相

股関節伸展の停止から全運動の終了まで

この相は、運動が歩行などの他の機能と連続して形成される場合が多いため、定義する

ことが最も難しい（Kouta et al. 2006）。健康な高齢者でも病的な状態と同じ様にこの相における姿勢動揺は増大する(Mourey et al. 1998)。病的な状態では、坐位からの立ち上がりに移行する際に推進力を増大させるために腕を前方に振ったり体幹を過度に屈曲したりといった過剰な戦略により、患者の「行き過ぎ」を引き起こし、制御された方法で前方運動を抑止することが難しくなる。これは運動失調患者において特に多くみられる。

主な学習ポイント

- 運動連鎖におけるすべての身体部位の適切なアラインメントと活動を移動の各段階で検討しなければならない。

立位から坐位への運動

図5.1と5.2は軽度運動失調患者と正常被験者における坐位から立位、立位から坐位への運動を示しており、足の位置、体幹の前屈の程度、頭部のアラインメントおよび上肢の

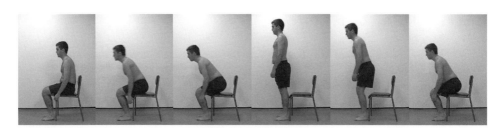

図5.2 坐位から立位、立位から坐位へと移動する正常被験者

使用に差があることが分かる。立位から坐位への運動は、日常生活の機能として坐位からの立ち上がりと同じくらい重要だが、それほど研究されていない。坐位への降下をコントロールすることは立位のために身体を持ち上げることと同じくらい難しい。高齢者の研究では、この運動遂行中の安定性維持における特殊な問題を特定した(Ashford & De Souza 2000; Dubost et al. 2005)。

立位から坐位には、坐位からの立ち上がりよりもかなり長い時間を要し（Papaxanthis et al. 2003; Roy et al. 2006)、これは視覚誘導の助けなしに骨盤を正確に滞空させなければならないことが理由の一つと考えられる（図5.3）。立位である上に、本質的に支持基底面がさらに小さいことも重なるため、複雑で安定性を損ないやすい課題と説明され

5. 坐位から立位、立位から坐位への運動

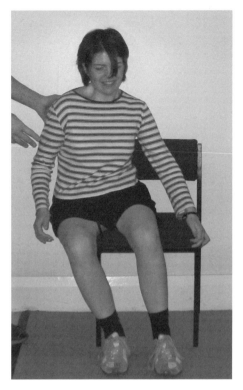

図5.3　立位から坐位への運動時に右側へ落ちる運動失調患者

ている（Dubost et al. 2005）。この運動には、遠心性筋活動を使って体重を段階的に下げつつ、姿勢の安定性を維持する能力が必要である。坐位からの立ち上がりと比べて立位から坐位の間の活動のパターンの方が多様であることが分かっている。

　立位から坐位への運動は、坐位からの立ち上がりの単なる逆動作ではない。いずれの体幹の活動も異なる機能を担うからである。坐位からの立ち上がりの開始時、前傾した体幹がCOMの水平推進力を生成するのに対し、立位から坐位では、体幹は前後面での安定性制御に関係する。両運動における筋活動パターンの研究では、深層筋の活動を明確に特定することができない表面筋電図を用いたため、結果が限定的であった（Ashford & De Souza 2000）。

　運動遂行の多様性は、姿勢制御のレベルだけでなく体格（Sibelia et al. 2003）、年齢（Mourey et al. 1998; Dubost et al. 2005）、感覚および心理的過程（Lord et al. 2002）、その他腰痛などの筋骨格系の問題（Shum et al. 2007）、椅子の種類によって影響される。人が不安定だと感じる椅子や特別低い椅子へと移動しようとする場合、殿部が支持面に着くまで長時間、安定した直立姿勢でCOMを高く維持する必要がある。

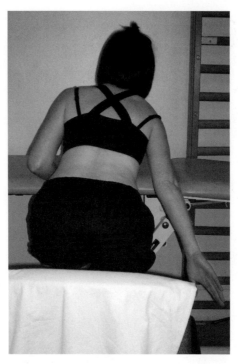

図5.4 坐位への下降を制御する運動失調患者

お気に入りの肘掛け椅子に腰をドサリと落とすときとは全く異なるだろう。コントロールしながら確実に下降するための代わりの戦略として、上肢を使用することがある（図5.4）。

多くの研究では、体幹の前方移動が立位から坐位への移動の最初の構成要素として示されているが、効率的な移動においては、足部と足関節の姿勢準備がこの動作の前に起こる。ハセ他 Hase et al. (2004) の述べた立位から坐位への「定型的運動戦略」において、腓腹筋の活動増加が、体幹の同時解除を伴い最初に圧の中心を前方に移動する脊柱起立筋の活動減少と一緒に起こった。足関節および足部の動的安定性は、殿部が座面にのるまで支持基底面にCOMを適切に維持しておかなければならない膝関節の前方移動に不可欠である。

坐位からの立ち上がりの第一段階における準備と同様、坐位への運動の開始前に適切なレベルの姿勢活動を得ることが必要である。長時間立っているとき、膝関節のロッキングは筋活動を減少するために通常用いられる戦略である。このアラインメントからの効率的な移動は、最初に姿勢活動を増大させる、すなわち、下降制御の前にCOMを適切に足の上に前方移動する先行性姿勢調節（pAPAs）を必要とする（第2章を参照）。安定性のために膝関節を解除する患者はこの初期の段階が特に難しい。臨床現場では、「徒手的な」促通が姿勢定位の知覚認識を高める。これにより姿勢活動が促され、体幹と骨盤

の動的安定性につながる。すると、膝関節の前方移動によって屈曲への崩れが引き起こされることなく、代わりに安定した基準点が作り出され、そこから下肢の遠心性活動を発展させることができる。

主な学習ポイント

神経障害患者は、以下の様々な理由により、立位から坐位への運動の制御に困難を示すことが多い。
- 可動性、安定性および／または複雑な足部と足関節からの感覚フィードバックの減少
- 体幹と骨盤の動的不安定性
- 大腿四頭筋とハムストリングスの同時活動の減少

年齢の影響

　自然な加齢現象の中で、感覚運動システムに起こる変化は、筋力、関節可動性、バランスを徐々に低下させるだけでなく、多重感覚処理を低下させ、移動運動の遂行を困難にする。坐位から立位、立位から坐位の移動に関する比較研究にて、若年被験者と高齢被験者（病状あり・なし）のパフォーマンスの違いが調べられた。
　高齢被験者について以下のことが判明した。

- 骨盤の後傾を強めてさらに屈曲姿勢をとる（Ikeda et al. 1991）
- 座面から離れるときに体幹の前方屈曲の可動域が広がり、速度が速まる（(Papa & Cappozzo 2000）
- 関節の柔軟性の低下に関連して足部をより前方に置くことで、足部を後方に引く能力が低下する（Papa & Cappozzo 2000）
- 胸郭の伸展が減少するため、殿部が離れるときに顔を下向きにする傾向が強まる（Tully et al. 2004）
- 坐位からの歩行の際の伸展に時間がかかり、5倍以上時間がかかると転倒のリスクになる（Kerr et al. 2007）
- 坐位からの立ち上がりと歩行開始を組み合わせて坐位からの滑らかな歩行を導く戦略をとることが難しくなる（Kerr et al. 2007）

- 触覚、足関節の柔軟性および足趾の筋力が低下し、バランスや坐位からの立ち上がりを含む機能的能力が減少する(Menz et al. 2005)
- 身体能力の低下や座面の低下と関連して、上肢の代償戦略への依存が高まる(Mazza et al. 2004)
- 膝関節伸展トルクが低下し（Lomaglio & Eng 2005）、転倒リスクが増加する(Yamada & Demura 2007)
- 座面から離れるときと座面に接する直前の姿勢不安定性が増大（Mourey et al. 1998)するため、自立歩行する高齢者は坐位からの立ち上がりの際に助けを必要とすることがある
- 特に虚弱高齢者においては、坐位に戻る運動は後方への下降と同じくらい困難性が高まる(Dubost et al. 2005)

移動における適応は高齢者に共通しており、さらに神経学的機能障害を有する患者においては特別な考慮が必要である。

坐位からの歩行

坐位からの歩行は、移動運動と姿勢制御の両方を試される複雑な移動課題である。座面から離れるとき、坐位からの立ち上がりの課題がリズミカルな歩行課題と結合され、神経制御系による2つの課題の統合が必要となる(Magnan et al. 1996)。

臨床的に検討すべきいくつかの分野が文献にて特定されている。

- 通常は坐位からの立ち上がりにおいて制止または制約される、COMの水平速度(Schenkman et al. 1990)をそのまま継続させなければならない。
- COMの前方運動の大幅な速度増加により、完全伸展に達する前に円滑に歩行が開始される。この片脚での継続的な前方運動が、本質的に移動をさらに不安定にする(Kouta et al. 2006)
- 正常被験者の観察の結果、この移動は基本的に、最初のステップのための先行姿勢調節として足が非対称に置かれた状態から始まる。マグナン他 Magnan et al. (1996)は、最初のステップを開始する下肢に優先的に負荷がかかることを明らかにした。そのため、セラピストは非対称に足を位置付けることにより、坐位からの立ち上がり時の負荷の増加、方向性、円滑さを促通させる。

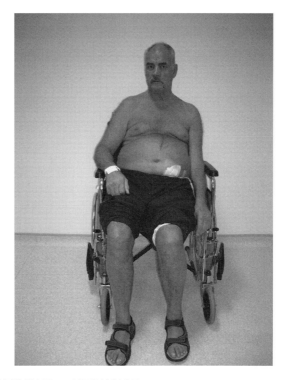

図5.5 臨床的具体例を用いて以下を検討する

- 姿勢制御のレベル
- 支持基底面との関係
- キーポイントのアラインメント
- 四肢のアラインメント

さらなる解析にて、姿勢の中での移動またはハンドリングに対する反応の評価、随意に運動する能力、課題に対する知覚的認知的定位を評価する必要がある。

円滑さが欠けていることで示されるように、坐位からの立ち上がりに特に困難を有する場合は、脳卒中患者（Malouin et al. 2003）や転倒リスクを有する患者に認められる（Kerr et al. 2007）。

臨床的側面

ボバース女史は神経系損傷の患者について「運動が開始される前にすでに悪くなっている」と述べている（Mayston 2007）。現代のボバース概念の指導では、個人の過去の運動経験が現在と将来両方の運動パフォーマンスに影響を与えることを強調している。これは、フィードフォワード姿勢制御／先行随伴性姿勢調節（APAs）と適切な感覚運

動フィードバックとの相互作用によるものである。臨床的具体例（FDさん）では、適切な姿勢制御なしに、立位補助具を使って自らを引き上げて立つ早期体験が、坐位からの立ち上がりを試みる際の非対称な代償行動につながったものと考えられる。坐位から立位、立位から坐位への運動にみられる個人の運動潜在能力の解析は、開始姿勢の観察から始まり、運動の進行に合わせて継続される。図5.5では、初期の観察において姿勢活動のレベル、椅子による支持とアラインメントの関係などの側面が検討される。

臨床推論に基づき、セラピストは様々な方法で患者のパフォーマンスを促通することができる。セラピストは、下肢への荷重に影響を及ぼしたり、口頭での促しを取り入れたりするべく、坐位の患者のリーチ課題のために物を置くなどといった視覚的あるいは課題指向的手掛かりを用いる。これは、例えば「足の上で前に屈んで」よりも「立つために踵を下げて」という言葉を選択するよう考慮したり、フィードバック、動機付け、パフォーマンスと学習の増強を促すために指示の強調やタイミングを変えたりすることも考慮される。しかし、「徒手的な」促通はボバース概念の臨床応用においては常に重要であり、評価と治療介入の両方に欠かせない。これは、患者を支えたり持ち上げたりする他動的誘導として間違って解釈されるべきではない。

「徒手的」促通は以下の目的で用いられる。

- 椅子の背もたれから移動するときの姿勢反応の評価
- より選択的な骨盤運動を可能にするために胸郭を安定させることで、選択的姿勢準備のための体幹の自由度を制限する
- 特別な筋モビライゼーションを通じてアラインメントを最適化する
- より選択的な股関節伸展のために膝関節を安定させることで、特別な支持を提供する
- 適切な相において踵接地を得ることでタイミングと順序を変える
- 前進のために腓腹筋とヒラメ筋を同時活動化することで、筋活性化の特別な固有感覚的手掛かりを提供する（Zajac et al. 2002）
- 能動的に体幹の体重負荷を減らすことで労力を減らし、代償戦略に影響を及ぼす

機能的条件下での運動

運動は、課題、個人、環境の複雑な相互作用から成る。これらの構成要素が効率的に相互作用することにより、異なる要求に対してパフォーマンスを適応させることができる。これらの相互作用は、患者が効率的、効果的および安全に坐位から立位、立位から坐位へ

表5.1　課題、個人、環境に関して考慮される要素

課題／目標	個人	環境
● 坐位からの歩行 ● 更衣 ● 椅子から椅子への移動 ● リーチのための立ち上がり ● 上肢を機能的に使用しながらの坐位からの立ち上がり	● 体格と体型 ● 姿勢制御 ● 知覚／空間認識 ● 筋力／筋柔軟性 ● 年齢 ● 疼痛／不安／自信	● 身近でより広い環境の制約とアフォーダンス（環境から与えられる情報） 例えば、座面の高さ、奥行き、安定性、肘受け、机などの他の要素との関係性の違い

表5.2　セラピー場面で考慮される要素

セラピー場面での検討事項		
課題	特有の障害	環境の使用
● 全体／部分課題の練習 ● 反復 ● 多様性 ● タイミング、速度、範囲 ● 課題の要求の増減 ● 認知的問題の増減 ● 二重課題 ● 状況	● 足の位置が適切な状態での足関節可動域の減少 ● 体重移動のための体幹アライメントの減少 ● 筋緊張が低下した上肢での姿勢活動	● 定位と自信の増加 ● 状況に応じた練習 ● 例えば、注意／認知、二重課題を考慮するなど、環境の複雑性の調節

の運動を行うために、かなりの難題をつきつける。表5.1に、課題、個人および環境に関して考慮される要素を示す。最適な運動制御によって、個人は環境的および機能的な様々な条件において移動を遂行することができる。セラピーの場面において考慮される要素を表5.2に示す。

臨床具体例において、個人（FDさん）は、立位補助具を使って自らを引き上げて立つ場合など、ごく制限された環境において椅子から立ち上がる課題を達成する。だがこれは、障害のレベルの改善を導くわけでも、様々な環境的、機能的状況における移動の遂行を可能にするわけでもない。

個人の目的として以下が挙げられる。

● 妻と帰宅するために、一名の介助により坐位から安全に立ち上がる。
● 歩くために一人で立ち上がる。
● 車の乗降ができる。
● 社会的環境や職場環境に復帰するために様々な椅子に対応できる。

介助の対策

　坐位から立位、立位から坐位への運動の効率性を最適に回復するには、患者の運動経験が積極的、安全かつ治療的であることが基本である。

　ベッドから椅子あるいは便座への移動を早期に自立することを要求されると、患者は坐位から坐位への移動に重きを置く結果になり、屈曲した姿勢のまま、あるいは代償戦略を用いて、課題を遂行してしまう。だが、できるだけ多くの最適な効率的運動戦略の要素、特に選択的伸展の促通を取り入れることにより、回復の潜在能力は最大化される。移動における効率性と自立は、移動に介助を要する患者において多くみられる麻痺側肩部痛などの続発性合併症を減少させる(Wanklyn et al. 1996)。これらの原則は、補助用具の使用・不使用に関わらず、移動において考慮されるべきである。本章の始めに述べたように、坐位から立位、立位から坐位の移動において上肢の使用は少なくない。支持面に適切に手を置くことは、以下を目的としてセラピーの中で積極的に用いてよい。

● 空間で患者の定位を促すため強い感覚情報を提供する（臨床的具体例の図5.12参照）

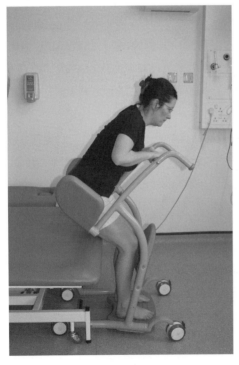

図5.6　立つために引き上がる

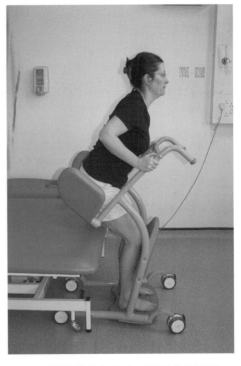

図5.7　伸展を改善するために手の定位を変える

- 手の接触定位反応を作り出して、姿勢定位と姿勢制御を強化する（図5.15参照）
- 上肢と体幹のアラインメントに影響を与える（臨床的具体例を参照）
- 姿勢制御を強化する（Jeka 1997）
- 移動中の自信と安定性を与える

図5.6と5.7は、手を置き直すことが上肢の活動のパターンとその後の体幹、骨盤および下肢の伸筋活性の動員改善に直接影響する様子を示している。手が表面と相互作用して固有感覚的な支持基底面の一部として作用するか否か、単に引いたり押したりするのみか否かを検討することが重要である（臨床的具体例のFDさんを参照）。上肢のアラインメントは活動を促通することも阻害することもあり、荷重のためではなくむしろ定位や安定性を提供するために用いることが望ましい。患者の安全な移動やハンドリングを促すために様々な道具を用いることができ、注意深い観察、臨床推論および最適なキャリーオーバーのための介入と併せて治療的に用いることもできる。

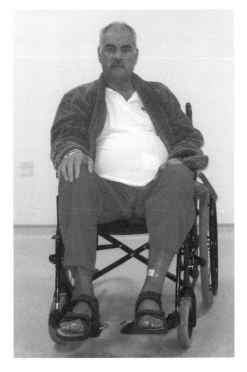

図5.8 患者は車椅子に非対称に座っている

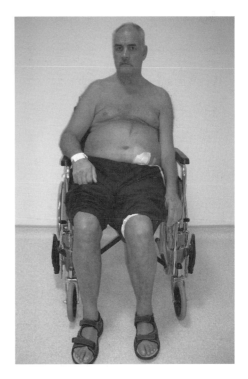

図5.9 両足を床につけたときの姿勢筋緊張の低下と明らかな体幹の非対称性

臨床的具体例

　本セクションでは、坐位からの立ち上がりが不可能な患者を対象とする2回の治療セッションについて説明する。図5.8～5.24は1回目のセッションのもので、図5.25～5.32は2回目のセッションのものである。患者（FDさん）は2週間前に脳卒中のため左片麻痺となった。FDさんは急性期治療ユニットからリハビリテーション病棟に移された。この段階において、彼は坐位からの立ち上がりが不可能で、病棟では吊り上げ用具を用いて移動されていた。この時点で、患者は立位補助具を用いて引き上がるように立とうとしていた。

　体幹の姿勢安定性は非常に悪く（図5.8および5.9）、椅子から立ち上がるには最大の介助が必要であった。患者は強く引くと右側が屈曲されるので、背もたれから体を前方に動かそうとすると右足が床から離れてしまう。この戦略は、緊張低下した左側からの慣性に打ち勝つ必要があった。姿勢筋緊張の低下は、あらゆる状況において左側へ転倒する傾向をもたらし、右側からの代償的屈曲を生み出し、その結果、支えられて立つときに左側

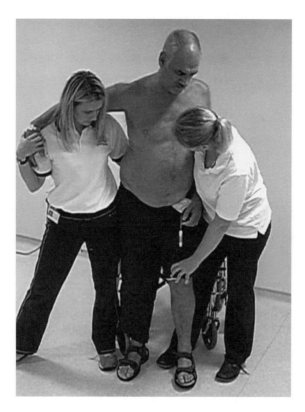

図5.10　補助を受けた立位の初回試みでは、右下肢を押しつける行動によって左下肢の屈曲が強まり、その結果、左足を床につけたまま維持することが困難になる

の慣性に勝とうとすると左側へ自身を押し込むことになった。いったん立つと、正中線に定位することができず不安になり、屈曲が増加して右足を押しつけ、左足を床に接しておくことが不可能になった(図5.10)。

　患者の車椅子は、坐位からの立ち上がりの基礎となる最適な坐位アラインメントを支えるには不十分であった(図5.8)。体幹アラインメントは不十分で、活動性のない左上肢の重さも手伝って、左後方へと倒れる傾向がある。両足が床についていても体幹の非対称性は持続するが、足台の高さによって股関節の屈曲と骨盤の後傾が強まるためにこの傾向はよりひどくなった(図5.9)。左側に転倒しないように定位を変えようと試みると、体幹の右側屈への固定による抵抗を受けた。初期の評価でも、立位において姿勢定位と支持を組み合わせる患者の能力は、右上肢の屈曲と介助不能なしで正中線と頭部の定位を得る能力がないことが主であった(図5.11)。

　患者は主に、姿勢制御システムの障害（第2章を参照）と治療台に対する手の遠位相互作用の不良を呈し、さらに姿勢定位が損なわれていた。認知能力と身体の左側を身体図式へ統合する能力が限定されている結果、椅子上での運動と椅子から離れる運動のた

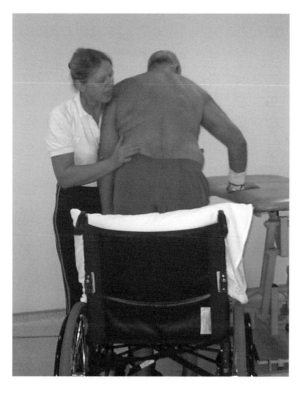

図5.11　右側に環境的参照を与えることで、右手を固定することはできたものの、正中線に定位することや垂直定位を得ることはまだ不可能であった

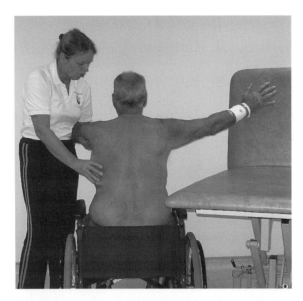

図5.12 水平支持から垂直支持へと環境の定位を変えることにより、伸筋の活動性が強化された

めに適切な姿勢の構えを作り出すフィードフォーワード制御が不十分であった。神経系への求心性情報は活動的である右側からの定型的な感覚情報が優位で、活動的でない左側からの感覚情報は相対的に少なくなる。身体図式への再現性が乏しい身体部位へのフィードフォーワード姿勢制御は困難になることから、左への定位を変え、両側の統合を改善することによって正中線定位にプラスの影響が及ぼされるものと仮定できる。

　他動的に手を滞空させることよりもむしろ、環境的支持を変えることによって右手の定位を変えること（図5.12）と支持による手の接触定位を作り出すこと（Porter & Lemon 1993）で感覚的および知覚的認識が強化され、身体両側の相互作用改善が促されることが判明した。

初回症状の重要な要素

- 姿勢慣性 – 左側の緊張低下。体幹と左上下肢が非常に重く感じる。
- 身体左右の相互作用の不足
- 適切な身体図式の欠如
- 正中線定位の不足
- 現在の坐位では、適切な支持が提供されず、姿勢活動が促されない。
- 姿勢を開始して維持するための、不適切な運動戦略
- 病棟での身辺介助活動のために、自らを引き上げて立つ。

初期の治療仮説を以下に示す。

- 右側からの固定が減り、左側の活動が高まることで、両側の求心性情報の統合が改善する。
- 適切な姿勢制御を得られるまで患者の身体両側を適切に支えるようスタッフに指導すれば、病棟生活において用いられる代償戦略が減る。

より適切な支持戦略を獲得できるよう患者の右側の定位の参照を提供することによって治療介入を開始した。これにより、体幹の定位を改善するための左上肢の滞空を含む、準備における左肩甲帯胸郭アラインメントの改善を促通できる可能性を評価することが可能となった。より適切な姿勢を取れるよう、体幹の後ろを枕で支え、体幹の伸展を維持した。右側への頭部定位は代償戦略と考えられ、このアラインメント不良が持続することにより可動域が制限され、頚部の求心性情報からの前庭情報の解釈が阻害される可能性がある。左側の肩甲骨セッティングの改善により、右側への体重移動が高まり、代償性屈曲

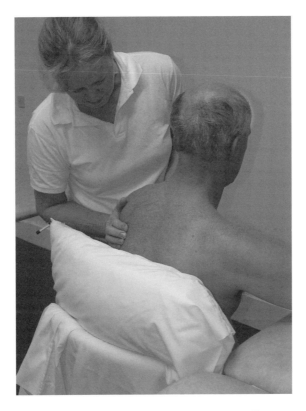

図5.13　胸郭の安定性と正中線への体幹の再定位のために左肩甲帯のアラインメントを整える

が減少した。通常、片側上肢の活動は同側および対側両方の体幹の活動性の増加を必要とするため（APAs）、左肩を活性化するための姿勢準備によって右側の体幹伸展が強化された。過剰に活動的な頭部の立ち直り反応が優位になることによってではなく、体幹定位が適応されることによって頭部が正中線に安定したとき、これはさらに効果的であった（図5.13および5.14を参照）。

　右側への定位を改善することで、両側の相互作用をより強く得ることが可能になる。上腕を支持しながら、左側での新たな支持と左手首および手の活動を準備して手の接触定位反応を得ることで、対称な独立伸展を活性化することが可能になる（図5.15および5.16）。

仮説の改良

　右側での固定戦略を減らす良好な反応と左側への定位により、姿勢の対称性が改善した。右上肢をさらに活性化することにより、屈曲せずに右側に能動的に体重移動することが可能になるため、立位の準備が改善されるものと考えられた。

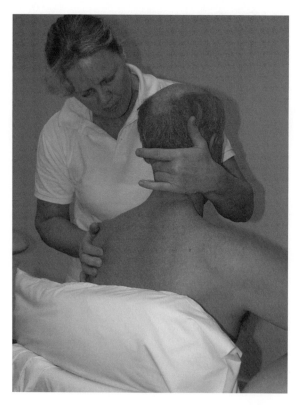

図5.14　頭部の安定は、より選択的な体幹の運動構成要素の体重移動の促通を助ける

5. 坐位から立位、立位から坐位への運動

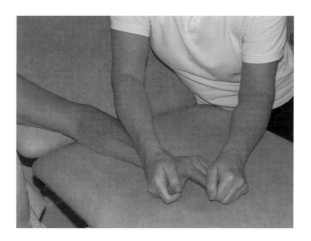

図5.15 姿勢制御の動員を助ける手の接触定位反応のための遠位部キーポイントの活性化 (Porter & Lemon 1993)

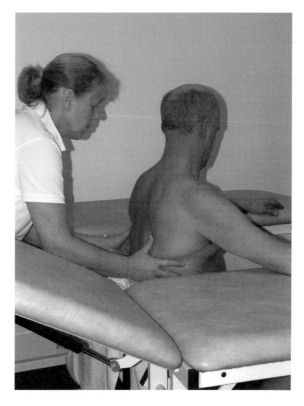

図5.16 セラピストの手を離して患者が独立に安定できるまで、胸郭の伸展を高めるために胸郭中心部を軽く下方圧迫して体幹促通を及ぼす

身体から体肢を離すことは、網様体脊髄経路の機能である先行随伴性姿勢活動を必要とする(Schepens & Drew 2006)。必然的に、右上肢の運動は両側の、特に体幹左側の準備的姿勢活性化を必要とする。臨床的には、非麻痺側肢にみられる固定パターンに関連した運動レパートリーの限定によって、この対側および両側の姿勢活動表現は制限される。FDさんの例では、体幹および骨盤の活動性の改善によって右上肢が固定的役割から解放されたため、コア安定性をさらに改善するべく右上肢を制御のキーポイントとして用いることが可能となった。FDさんの正中線定位が改善されたため、肩甲骨セッティング

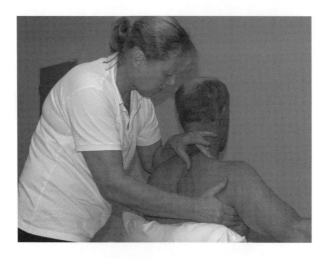

図5.17　腕の支持を離す準備のため、右肩甲骨セッティングが促通された

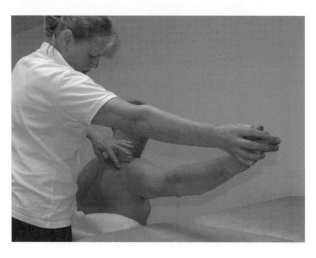

図5.18　独立した滞空が達成されるまで、三角筋後部と上腕三頭筋の反復活性化によって滞空を準備する

5. 坐位から立位、立位から坐位への運動

の改善によって右肩甲帯の安定性を高めることが可能となった。これにより体幹伸展がさらに強化され、安定した背景に腕を滞空させることが可能となり（図5.17および5.18）、体幹の安定性と右側に選択的に体重移動を開始する能力が強化された。

更なる仮説の改良

　FDさんは、右側の優先的活動が始まる前に、感覚認識を強化するため左足に特化した活性化が行われると、立位における体幹の対称的活動がより維持されるものと考えられた。

　この体幹の姿勢制御改善により、セラピーでは坐位からの立ち上がりの準備においてより下肢に特化した活性化を扱うことが可能であった。臨床経験では、床との分節的相互作用改善のために足の感覚を刺激することで、立位を作り出す下肢の活性化が改善されることが知られている。腓腹筋を直接促通することで、ヒラメ筋が伸長するための参照を得る。

　ヒラメ筋の適切な伸長を伴う踵接地を得ることで、立位への前進に必要な強い相反性駆動が作り出される（図5.19）。また、大腿四頭筋の長さを維持することによって、立位活

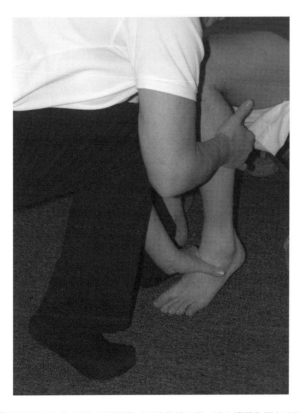

図5.19　踵を下げる遠心性のヒラメ筋と同時活動する腓腹筋を足／床と相互作用させるため、下腿三頭筋を活性化する

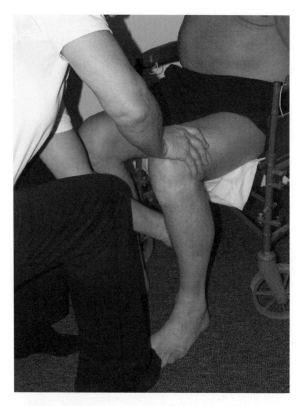

図5.20 立位を開始するために床に対して適切なタイミングで適切にパターン化された反応を及ぼすため、踵と協調した大腿四頭筋遠位部の伸長

動の開始に必要な踵接地の駆動を作り出す（図5.20）。FDさんにおいて、特に片手または片足における強い末梢入力が身体図式の強化に顕著な効果を及ぼすことが、姿勢統合の改善を証拠として明らかとなった。

　立位を達成すると、体を低くして坐位と立位の間の伸展を再度得ながら、部分課題練習の中で左股関節伸展の活性化と組み合わせて右股関節の内転戦略を修正することによってさらに制御が促通された（図5.21）。頭部が自由になりバランスが維持できるようになるほど立位の安定性が改善し（図5.22）、右手を軽く接触するだけで自身を定位させることができた（Jeka 1997）。もはや治療台による左手の安定性がなくても、左側の腹筋活動の促通によって、安定性と右側への体重移動が強化された（図5.23）。このセッションの完了時には、軽い支持で対称的に立つ能力が得られた（図5.24）。

　10日後の次のセッションでは、坐位姿勢の改善にさらに顕著な進歩がみられた。わずかな促通でより容易に坐位から立ち上がることができたが、右股関節の屈曲と内転を過剰に使う傾向があった。このため、立位での安定性増加の準備として、背臥位での促

5. 坐位から立位、立位から坐位への運動

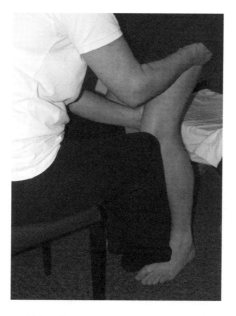

図5.21 セラピストの手背部で右下肢の内転を制御し、患者が左股関節を膝への伸展へと能動的に前方移動するのを助ける

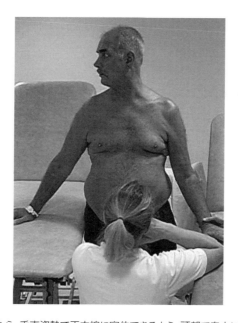

図5.22 直立したら、垂直姿勢で正中線に定位できるよう、頭部で自由に運動を探らせる

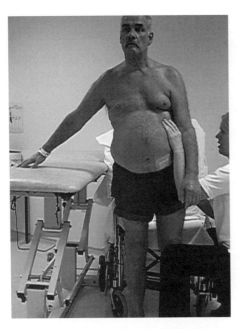

図5.23 右手の軽い接触と左肋骨の軽い圧迫による腹筋活性化により、正中位への定位を助ける

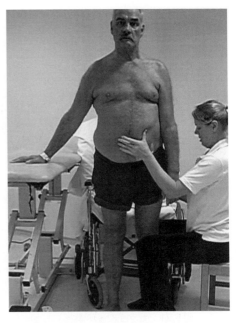

図5.24 対称的な腹筋活性化により、前方にぶら下がる傾向を減らし、股関節の伸展をもたらす

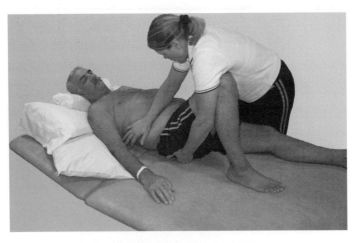

図5.25 体幹の安定化により、選択的股関節伸展のために足より前に膝関節を選択的に前方移動するための参照を作り出し、上部体幹を後ろに押し出すことによる腰椎前彎の悪化を防ぐ

通を行い、特にこの問題に対処するとともに、股関節の伸展活動を作り出した。代償性の骨盤運動を防ぎ、股関節伸筋をより独立させるために体幹右側の安定性は維持された（図5.25）。これは、ブリッジにおける選択的骨盤傾斜の基礎となる膝立背臥位（crook lying）において、足への前方体重移動の促通と組み合わせられた（図5.26）。この活動

は、骨盤から足への体重移動を含む、坐位からの立ち上がりの特定の構成要素と共通している。

体幹を患者の後ろに押し出して骨盤を上げる患者の戦略は、骨盤に特化した活動を最大化するために体幹の自由度を制限するもう一人のセラピストによって抑制された（図5.27）。その後、患者は選択的に独立したブリッジを実現することができた（図5.28）。骨盤の安定性が高まることで、立位から坐位への効率的な運動には欠かせない要素である膝関節の前方運動の制御を改善することができた（図5.29）。また、部分課題練習において膝が前方移動し伸展を回復したため、壁を伸展の環境的支持として用いた立位の状

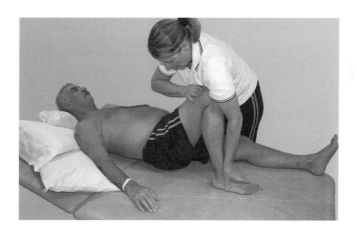

図5.26 足に体重移動する右大腿四頭筋遠位部の能動伸長の促通

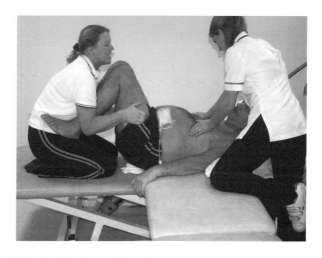

図5.27 体幹の安定性を伴う閉連鎖的内側可動域の活動は、治療台から股関節を挙上するための最初の対称的骨盤傾斜の活動を患者に与える上で必要であった

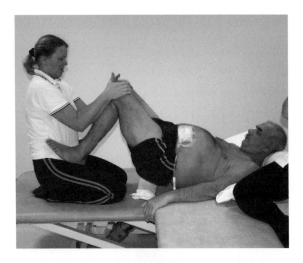

図5.28 二人目のセラピストによって安定参照が提供されなくても、骨盤挙上を独立して行えるようになった

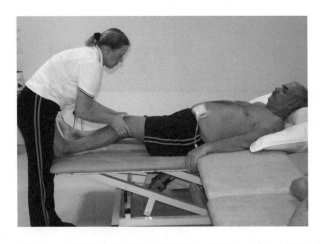

図5.29 立位において膝関節を前方移動する準備として遠位キーポイント定位を用いる閉連鎖活動

態でもこの構成要素が練習された（図5.30）。このセッションの終了時、FDさんは一人で立位をとることができ、数歩ステップするよう促された（図5.31および5.32）。

臨床的具体例のポイントのまとめ

- 早期に緊張低下の認められる患者はリハビリテーションに困難をきたす。
- 非効率な代償の学習を最小化し、自立性を最大化することが主な目的である。

5. 坐位から立位、立位から坐位への運動

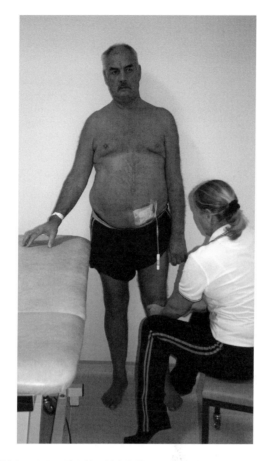

図5.30 体重をかけたまま、膝関節の前方移動を用いて立位で運動する部分課題練習により、下降を制御するための膝関節伸筋遠心性制御を確立する

- 体系的な評価と、定位、姿勢安定性および活性化に影響を及ぼす特化的な介入により、機能的自立への継続的な進歩の基礎としての最適なパフォーマンスが可能となる。
- 個々の構成要素は、異なる機能的活動における坐位からの立ち上がりの遂行に取り入れる前に、様々な姿勢の構えの中で扱うことができる。
- 様々な場面での部分課題練習と全体課題練習が、巧緻運動の移行可能性を助ける。
- 適切なアラインメントと全身体分節の活動を得ることが、運動の実行前と実行中の両方に必要である。

　感覚入力と運動出力の間には強い関連性がある。例えば、床に能動的に踵を下ろろす動作は、下肢の伸筋構造の活性化を促通し、身体を持ち上げるためにより自律的な駆動を最適化する。

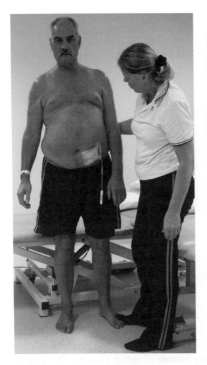 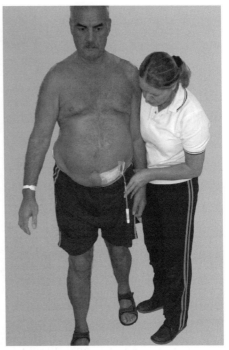

図5.31および5.32　治療介入の転帰。自信と安定性が高まり、自立した立位と早期に促通された移動のためのステップ

主な学習ポイント

- 坐位から立位、立位から坐位への運動の自立を獲得することは、自立移動を実現するために不可欠である。
- 入手可能な多くの文献が移動の構成要素の概要を述べているが、この情報を臨床場面に適用するには、研究方法によって課される制約を考慮する必要がある。
- 臨床推論と介入を導くには、姿勢安定性と選択的運動の間の相互作用を明確に理解することが必要である。
- 最も早い機会に機能的独立を達成することがリハビリテーションの主要な目的だが、持続的な回復を最適化し、二次的な適応変化を最小化するには、適切な運動構成要素の再学習を組み合わせる必要がある。
- 臨床的具体例から分かるように、リハビリテーションのすべての段階で個人の潜在能力を最適化する個別化された治療介入を発展させる上で、多くの異なる因子を考慮する必要がある。

参考文献

Ashford, S. & de Souza, L. (2000) A comparison of the timing of muscle activity during sitting down compared to standing up. *Physiotherapy Research International*, **5** (2), 111–128.

Bahrami, F., Riener, R., Jabedar-Maralani, P. & Schmidt, G. (2000) Biomechanical analysis of sit-to-stand transfer in healthy and paraplegic subjects. *Clinical Biomechanics*, **15**, 123–133.

Berger, R.A, Riley, P.O., Mann, R.W. & Hodge, W.A. (1988) Total body dynamics in ascending stairs and rising from a chair following total knee arthroplasty. *Transcript Orthopaedic Research Society*, **13**, 542.

Carr, J.H. & Gentile, A.M. (1994) The effect of arm movement on the biomechanics of standing up. *Human Movement Science*, **13**, 175–193.

Cheng, P.T., Liaw, M.Y., Wong, M-K., Tang, F.-T., Lee, M-Y. & Lin, P.-S. (1998) The sit-to-stand movement in stroke patients and its correlation with falling. *Archives of Physical Medicine and Rehabilitation*, **79** (9), 1043–1046.

Cheng, P.T., Chen, C.L., Wang, C.M. & Hong, W.H. (2004) Leg muscle activation patterns of sit-to-stand movements in stroke patients. *American Journal of Physical Medicine and Rehabilitation*, **83**, 10–16.

Chou, S.W., Wong, A.M.K., Leong, C.P., Hong, W.S., Tang, F.T. & Lin, T.H. (2003) Postural control during sit-to-stand and gait in stroke patients. *American Journal of Physical Medicine and Rehabilitation*, **82**, 42–47.

Dean, C.M., Channon, E.F. & Hall, J.M. (2007) Sitting training early after stroke improves sitting ability and quality and carries over to standing up but not to walking: A randomised controlled trial. *Australian Journal of Physiotherapy*, **53**, 97–102.

Dubost, V., Beauchet, O., Manckoundia, P., Herrmann, F. & Mourey, F. (2005) Decreased trunk angular displacement during sitting down: An early feature of aging. *Physical Therapy*, **85**, 404–412.

Goulart, F. & Valls-Sole, J. (1999) Patterned electromyographic activity in the sit to stand movement. *Clinical Neurophysiology*, **110** (Suppl. 9), 1634–1640.

Goulart, F. & Valls-Sole, J. (2001) Reciprocal changes of excitability between tibialis anterior and soleus during the sit-to-stand movement. *Experimental Brain Research*, **139**, 391–397.

Guralnik, J.M., Simonsick, E.M. & Ferrucci, L. (1994) A short physical performance battery assessing lower extremity function: Association with self-reported disability and prediction of mortality and nursing home admission. *Journal of Gerontology*, **49**, M85–M94.

Hase, K., Sako, M., Ushiba, J. & Chino, N. (2004) Motor strategies for initiating downward oriented movements during standing in adults. *Experimental Brain Research*, **158** (1), 18–27.

Hirschfeld, H., Thorsteinsdottir, M. & Olsson, E. (1999) Coordinated ground forces exerted by buttocks and feet are adequately programmed for weight transfer during sit-to-stand. *Journal of Neurophysiology*, **82**, 3021–3029.

Ikeda, E.R., Schenkman, M.L., Riley, P.O. & Hodge, W.A. (1991) Influence of age on dynamics of rising from a chair. *Physical Therapy*, **72**, 473–481.

Jeka, J.J. (1997) Light touch contact as a balance aid. *Physical Therapy*, **77** (5), 476–487.

Jette, D.U., Latham, N., Smout, R., Gassaway, J., Slavin, M. & Horn, S. (2005) Physical therapy interventions for patients with stroke in inpatient rehabilitation facilities. *Physical Therapy*, **85**, 238–248.

Kerr, A., Rafferty, D., Kerr, K.M. & Durward, B. (2007) Timing phases of the sit-to-walk movement: Validity of a clinical test. *Gait & Posture*, **26**, 11–16.

Khemlani, M.M., Carr, J.H. & Crosbie, W.J. (1999) Muscle synergies and joint linkages in sit-to-stand under two initial foot positions. *Clinical Biomechanics*, **14**, 236–246.

Kline, T.L., Schmit, B.D. & Kamper, D.G. (2007) Exaggerated interlimb neural coupling following stroke. *Brain*, **130** (Pt 1), 159–169.

Kouta, M., Shinkoda, K. & Kanemura, N. (2006) Sit-to-walk versus sit-to-stand or gait initiation: Biomechanical analysis of young men. *Journal of Physical Therapy Science*, **18**, 201–206.

Lomaglio, M.J. & Eng, J.J. (2005) Muscle strength and weight-bearing symmetry relate to sit-to-stand performance in individuals with stroke. *Gait & Posture*, **22**, 126–131.

Lord, S.R., Murray, S.M., Chapman, K., Munro, B. & Tiedemann, A. (2002) Sit-to-stand performance depends on sensation, speed, balance and psychological status in addition to strength in older people. *Journal of Gerontology: Medical Science*, **57A**, M539–M543.

Magnan, A., McFadyen, B.J. & St Vincent, G. (1996) Modification of the sit-to-stand task with the addition of gait initiation. *Gait & Posture*, **4**, 232–241.

Malouin, F., McFadyen, B., Dion, L. & Richards, C.L. (2003) A fluidity scale for evaluating the motor strategy of the rise-to-walk task after stroke. *Clinical Rehabilitation*, **17**, 674–684.

Mayston, M. (2007) Personal communication. Bobath 50 Conference.

Mazza, C., Benvenuti, F., Bimbi, C. & Stanhope, S. (2004) Association between subject functional status, seat height, and movement strategy in sit-to-stand transfer. *Journal of the American Geriatric Society*, **52**, 1750–1754.

Menz, H.B., Morris, M.E. & Lord, S.R. (2005) Foot and ankle characteristics associated with impaired balance and functional ability in older people. *The Journals of Gerontology Series A: Biological Sciences and Medical Sciences*, **60A**, 1546–1552.

Mourey, F., Pozzo, T., Rouhier-Marcer, I. & Didier, J.-P. (1998) A kinematic comparison between elderly and young subjects standing up from and sitting down in a chair. *Age and Ageing*, **27**, 137–146.

Papa, E. & Cappozzo, A. (2000) Sit-to-stand motor strategies investigated in able-bodied young and elderly subjects. *Journal of Biomechanics*, **33**, 1113–1122.

Papaxanthis, C., Dubost, V. & Pozzo, T. (2003) Similar planning strategies for whole-body and arm movements performed in the sagittal plane. *Neuroscience*, **117**, 779–783.

Porter, R. & Lemon, R. (1993) *Corticospinal Function and Voluntary Movement – Monographs of the Physiological Society*. Clarendon Press, Oxford.

Roy, G., Nadeau, S., Gravel, D., Malouin, F. & McFadyen, B.J. (2006) The effect of foot position and chair height on the asymmetry of vertical forces during sit-to-stand and stand-to-sit tasks in individuals with hemiparesis. *Clinical Biomechanics*, **21** (6), 585–593.

Schenkman, M., Berger, R.A., O'Riley, P., Mann, R.W. & Hodge, W.A. (1990) Whole body movements during rising to standing from sitting. *Physical Therapy*, **70**, 638–651.

Schepens, B. & Drew, T. (2006) Descending signals from the pontomedullary reticular formation are bilateral, asymmetric, and gated during reaching movements in the cat. *Journal of Neurophysiology*, **96** (5), 2229–2252.

Shum, G.L.K., Crosbie, J. & Lee, R.Y.W. (2007) Three dimensional kinetics of the lumbar spine and hips in low back pain patients during sit-to-stand and stand-to-sit. *Spine*, **32**, 211–219.

Sibelia, F., Galli, M., Romei, M., Montesano, A. & Crivellini, M. (2003) Biomechanical analysis of sit-to-stand movement in normal and obese subjects. *Clinical Biomechanics*, **18**, 745–750.

Tully, E.A., Fotoohabadi, M.R. & Galea, M.P. (2004) Sagittal spine and lower limb movements during sit-to-stand in healthy young subjects. *Gait & Posture*, **22**, 338–345.

Wanklyn, P., Forster, A. & Young, J. (1996) Hemiplegic shoulder pain: Natural history and investigation of associated features. *Disability and Rehabilitation*, **18**, 497–501.

Yamada, T. & Demura, S. (2004) Influence of the relative difference in chair seat height according to different lower thigh length on floor reaction forces and lower limb strength during sit-to-stand movement. *Journal of Physiological Anthropology and Applied Human Science*, **23**, 197–203.

Yamada, T. & Demura, S. (2007) Relationships between ground reaction force parameters during a sit-to-stand movement and physical activity and falling risk of the elderly and a comparison of the movement characteristics between the young and the elderly. *Archives of Gerontology and Geriatrics*, **48**, 73–77.

Zajac, F.C., Neptune, R.R. & Kaitz S.A. (2002) Biomechanics and muscle coordination of human walking Part II: Lessons from dynamical simulations and clinical implications. *Gait & Posture*, **17**, 1–17.

Zehr, E.P. (2005) Neural control of rhythmic human movement: The common core hypothesis. *Exercise and Sport Sciences Reviews*, **33**, 54–60.

6 移動の制御

アン・ホーランド (Ann Holland)
メアリ・リンチ・エラリントン (Mary Lynch-Ellerington)

はじめに

　歩行は、リハビリテーションに参加する神経障害患者にとって最も重要な目標のひとつである(Mudge & Stott 2007)。本章では、移動の重要な特徴と臨床応用について考察する。本章の明確な目的を以下に示す。

- 二足歩行の重要な特徴を紹介する
- 運動制御の特性について考察する
- 歩行の開始について考察する
- 臨床的問題と片麻痺患者群において用いることができる介入を紹介する
- その他の神経障害患者に臨床的介入を適応する

二足歩行の重要な側面

　人間の直立移動は霊長類の中でもユニークであり、機械的な効率性と持久力をもたらす特殊な生体力学的特徴を持つ (Levejoy 2004)。二足支持と歩行の調節には、身体を直立に維持するための特殊な神経機構が必要である (Diets & Duysens 2000)。人間は、極めて長い距離の歩行に耐えられる直立支持を発達させてきた。形態と機能の法則に従うこれらの特徴は、神経系で生じる運動パターンによって神経可塑的に適合される (Grasso et al. 2000)。

　人間は、非常に低速度から瞬時に10m/秒まで速度を上げるなど、様々な速度で移動することが可能である (Neptune & Sasaki 2005)。二足歩行の基礎となる重要な進化論的特徴(Lovejoy 2004)として、以下が挙げられる。

- 片側下肢支持時の骨盤安定性を与える、人間固有の外転装置
- 前彎の発達と重心の再定置
- 踵接地時の体幹の伸展を制御する大殿筋の役割の増化

　適切な移動を行うためには、姿勢および移動制御を及ぼす神経サブシステムの統合が必要である(Mori et al. 1998)。体幹は、従来から考えられていたような、運ばれるだけの存在ではなく、歩行の開始に先立って行われる姿勢制御の動的構成要素であるという概念が現在、エビデンスによって強く裏付けられている(Perry 1992)。移動とは、動的平衡を両立させつつ前方方向へ進行することであり、上肢、体幹、下肢の協調的運動によって予測的な方法で潜在的な不安定要因に適応する（Gasso et al 2000）。姿勢活動と歩行の統合的制御は、これら2つの運動機能が幾つかの構造的に共通した原理を共有することで可能となっている。第一に、姿勢反応と移動の両者間を運動力学的に協調させる参照枠によって、垂直に身体が固定される。第二に、静的・動的平衡の重心の位置の制御は歩行と姿勢活動の両方に関連する（Gasso et al 2000）。姿勢活動と歩行は統合された制御機構であるという概念は、ボバース概念の臨床的実践の中心を成す。この概念は、神経系制御と身体図式を更新する求心性情報との関連性に関する神経生理学的エビデンスを基にしている。これは姿勢制御における効率性の基本的な側面である。神経生理学的研究では、姿勢活動と移動の制御は相互依存しており、また、神経系の多くの異なったレベルで相互依存性が存在することが示唆されている(Patla 1996)。

移動の必須要件

　歩行とは、多くの関節を交叉する体幹と四肢の筋の協調性が要求される複雑な運動活動である（Mackay-Lyones 2002）。日常生活の基本的な必要条件であるだけでなく最も自律的な運動の一つであり、生体力学的、神経生理学的な運動制御システムの相互作用による機能的な結果である。神経障害後に歩行能力を再獲得したいという欲求が、リハビリテーションの第一目標となることが多く、結果的に多くの時間とエネルギーがその再訓練に注がれる。

「脳卒中に罹った後にしたかった唯一のことは歩いてトイレに行くことで、目標を達成するまで他のことはどうでもよかった。」

Mrs AJ

人間の移動パターンは固有で、その歩行の決定因子として以下のようなものが挙げられる。

- 初期接地期の踵接地
- 立脚初期の荷重応答期
- 立脚後期の足底接地からの離踵(Kerrigan et al 2000)
- 骨盤と体幹の回旋
- 下肢の伸筋と屈筋の同期した異相性活動(Mackay-Lyons 2002)

適正な人間の移動は、必要な方向へ身体を動かし、身体を抗重力的に支持する基本的移動パターンで特徴づけられる(Shumway-Cook & Woollacott 2007)。歩行は、個々の必要性や環境の要求に応じて適応されなければならない。これは、姿勢筋緊張、特に抗重力伸筋群の調整と足の位置の修正により実現される(Griller et al. 1997)。これらの課題の要件を満たすために、非階層の三者間制御システムが必要である。

三者間制御

三者間制御システムは、皮質と皮質下構造からの上脊髄性入力、脊髄中枢性パターン発生器(CPG)回路、および、主にリズミカルな上肢と下肢の運動により活性化され皮膚や筋の神経を支配する求心性の体性感覚である感覚フィードバックからなる(Zehr & Duysens 2004)。移動運動CPGという用語は、リズミカルな反復性ステッピングパターンを発生させる機能的な神経ネットワークを意味する(Grillner 2002)。つまり、上肢や下肢を制御するCPGに運動指令を委ねる皮質からの下行性指令によって移動運動は引き起こされる。移動活動が起こった後、末梢からのフィードバックにより局所の状態が神経系に伝達され、CPG出力が生成される。神経系は、効果器系を活用し効率的制御を行う。脊髄上位と感覚の影響は非常に強大で、安定したバランスや姿勢を維持しながら四肢の運動を調節する能力を促す(Sorensen et al. 2002)。歩行の皮質制御は、皮質と皮質下の構造の関連性を考えると複雑である。しかし、歩行は一旦開始されると歩行を止めたり、方向を変えたり、障害物を避けたりしない限りは、意識的な方向付けは必要としない(Jahn et al. 2004)。皮質的な関与が減少すれば、他のことへの参加が可能となり、脊髄回路や小脳による比較的自律的な歩行を行うことができる。歩行が真の意味で機能的であるためには、例えば、限られた時間内に横断歩道を渡りきるなどといった、実用性を持った歩行速度、距離でなければならない。家庭内歩行という定義は、リビング

からトイレまでに必要な最小限の距離の歩行のことを指す（Bohannon 2001）。広い空間などの単純な環境下での歩行は患者にとって困難である場合が多く、にぎやかな通りやショッピングセンターなどの複雑な環境下では自律的制御無しでは不可能と思われる。患者を二重課題のレベルに順応させることは、実社会での生活を意味することであるため、リハビリテーションにおける重要な役割である。

歩行開始の皮質性制御

「最初の一歩を出すことは非常に難しいことだが、止まることはもっと難しいことであることを発見した……」

Mr S

　最初の一歩を踏み出すことは、リハビリテーションにおいて達成すべき重要な目標である。皮質脊髄駆動は、CPG活動の開始と停止の活動において重要な構成要素である（Jahn et al. 2004）。CPG活動に関しては議論の余地はあるが、動物の研究からの共通の認識として、中脳歩行誘発野（MLR）が、脳幹の橋延髄網様体の活動を通して移動を開始し、その開始には巨大細胞核が重要とされている（Armstrong 1986; Jordan 1991, Brocard & Dubuc 2003）。網様体脊髄神経からのフィードフォワード入力はCPGに多様な効果をもたらす（Mackay-Lyons 2002）。移動リズムを安定させるためには、脊髄網様体神経を介してのフィードバックや脳の他の領域からの入力が必要である（Mackay-Lyons 2002）。

　要約すると、感覚運動皮質、小脳、基底核は、以下のことに関与している。

- 脊髄移動 CPGを活性化する
- CPG稼働の強度を制御する
- 移動中の動的平衡を維持する
- 肢節の運動を外的状況に適合させる
- 移動を他の運動活動に適合させる（Mackay-Lyons 2002; Paul et al. 2005）

臨床的関連

　静的立位から第一歩の開始には、質量中心（COM）を支持基底面の外に移動させ、支持肢から体重を移動して、前方へ遊脚肢を動かすことが必要である（Patla 1996）。

6. 移動の制御

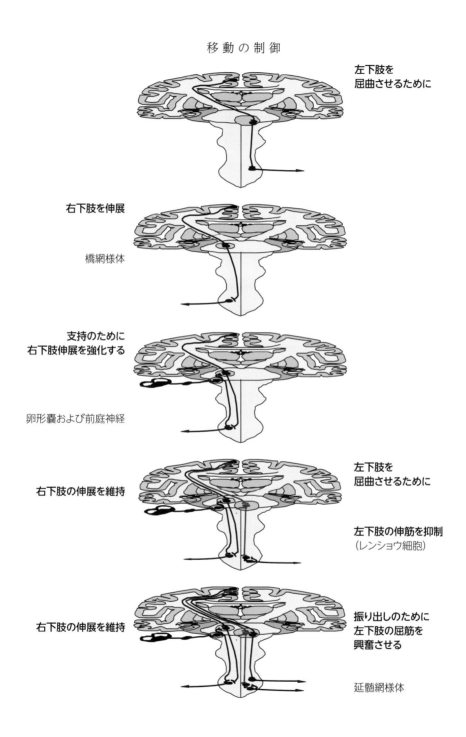

図6.1　移動のシステム制御（ナイジェル・ロウズ Nigel Lawes 氏より再掲許可済。この図は本書用に掲載）

皮質脊髄駆動は、遊脚肢を最初の踵接地の方へ屈曲することにより歩行サイクルの開始を担う（図6.1）。第一歩は、下肢屈曲の活性化による身体の動揺に対抗するフィードフォーワード姿勢制御を伴う。第一歩のための姿勢制御機構に対する要求は非常に特殊で、臨床的には片麻痺患者が各々両側での一側支持を獲得する能力と関連している。非麻痺側、麻痺側下肢のいずれにおいても一側支持を達成するということは、下肢の動きによって起こる動揺が、代償を生じる程の過剰な変位を及ぼさないことを意味している。従って、以下のことが必要である。

- フィードフォーワード制御により、予想される動揺を制御すること
- 皮質橋網様体脊髄システムと前庭脊髄システムの同側の抗重力システムを調和的に統合し、支持肢の軸性伸展を構築すること
- 動かされる下肢の負荷をやめ、推進初期を発展させること
- 動かされる下肢の主動筋に対する拮抗筋の相反抑制を行えること
- 最初の踵接地のために動かされる下肢の股関節が屈曲され、随伴性姿勢調節を伴うこと（図6.1）

　歩行の目標の観念化と最初の姿勢の構えの構築は、第一歩の開始に非常に重要である。黒質網様部の脱抑制に続いて中脳歩行誘発野MLRの活性化が起こる。MLRの単純で連続的な刺激により移動が誘発され、パターン内で多くの異なった筋肉が活性化される（Brocard & Dubuc 2003）。ネコやラット、サルの除脳モデルにおいて、刺激の強度が強いほど動物が速く移動することが示されている。MLRは、巨大細胞を経由して下部脳幹の網様体脊髄神経に投射しており、移動パターンを強力に制御している（Grllner et al. 1997; Brocard & Dubuc 2003）（図6.2）。

歩行周期

「膝が後ろでロックされると、こけてしまうだろうなと思う……」

Ms ABP

　歩行では下肢の反復運動が要求され、両足部の一部分が地面に接触している両脚支持期から、一側のみで身体を支持し、他側が地面上を動いている時期へと続く。一側下肢の歩行周期は、立脚期と遊脚期から成り、体重受容、一側下肢支持、下肢推進での機能

6. 移動の制御

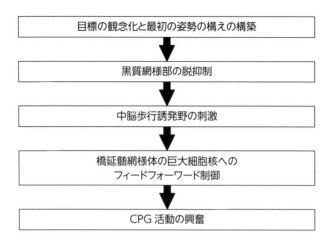

図6.2 歩行開始時の皮質性制御

的期間において検討することができる(Ayyappa 2001)。

一側下肢の歩行周期は、初期接地、荷重応答期、立脚中期、立脚後期、前遊脚期、遊脚初期、遊脚中期、遊脚後期の期間で表現されることが多い。前遊脚期とは、一側下肢支持期から反対側へ荷重し推進していく時期への移行期である。

立脚期については、Moseley（1993）が運動学的に明確に提示している。立脚期の大半において、股関節は伸展位にあり、股関節屈筋群の完全な遠心制御と長さが要求される。股関節伸展と足関節背屈は、垂直な体幹分節を支持側足の後ろから前へ移行し、立脚後期での素早い足関節底屈が身体をさらに前方へ推進させる。立脚期初期では、体幹は側方に変移し、支持側股関節の内転と支持側足部外反を伴い（側方への骨盤変移）、その結果、一側支持の間、質量中心は支持側足部の上に近い地点を移動する。膝関節は、一側支持期の間中、比較的伸展したままだが、立脚初期ではやや屈曲する。立脚期の最終相では、膝関節は遊脚の準備として屈曲する(Moore et al. 1993)。

遊脚期は足趾離床で始まり、足が股関節の前の地点まで前方に移動されて、踵接地で終わる(Moore et al. 1993)。遊脚の間、下肢は、遊脚肢が地面に接触しないように適度に短縮する。股関節と膝関節が屈曲した後、膝関節屈曲から膝関節伸展および背屈が続く。膝関節は立脚の最後3分の1から屈曲し始め、遊脚の最初4分の1まで屈曲を継続する。従って、膝関節は次の立脚期の準備としてわずかに膝関節屈曲が起こる踵接地直前まで伸展している。股関節は立脚期の後半から屈曲を開始し、遊脚の前半に屈曲を完了する。足部背屈は足趾の離床直後から開始し、遊脚中期までにピークに達し、遊脚期間を通して維持される(Moore et al. 1993)。

感覚入力源としての足の役割

「つま先を上げることができれば、もっと楽に歩けるのに……」

Mrs O

「もし踵が地面に着くことを感じることができれば、私の脚はもっと強くなるのに……」

Mr S

　足は、下肢の筋活動パターンを制御および調節するための重要な末梢の入力源であり、特に立脚期において非常に重要である。足の内在筋は、床反力を有効に活用するため、および、筋活動の運動連鎖を発展させるために重要であり、効率的な振り出しのために適切な支持を構築する。「接地している間の足にかかる力は、床反力（GRF）と呼ばれる」（Simoneau 2002）。

　フォースプラットフォームは、地面に対して足からかかる全体の力を評価することを可能にする（Winter 1995）。静的立脚期では、圧は均一に分布しており、圧力中心は足関節の後方で両足の中央に位置している。

　床反力は、質量中心の加速度を反映しており、履物の違いには影響されない（Kirtley2007）。床反力は、体幹の加速度が変わると大きく変化する。踵接地を通しての床への強い作用は、効果的な床反力と筋活動パターンを作り出す重要な構成要素のひとつである。

　床への適切な踵接地は、足関節運動が安定するための重要なポイントであり、それにより選択的な背屈と底屈が可能になる。地面への安定した踵接地は、立脚中期の膝関節や股関節の選択的運動のためにも重要である。一側支持期は、次の振り出しのための運動エネルギーを発生させ、作り上げていくための基盤となる。立脚期が強く長いほど、振り出しも良好となることが、臨床的観察から示唆されている。

足の活性化による一側下肢支持の達成

　脳卒中後、移動のための一側支持の構築が困難となるが、その理由として以下のことが挙げられる。

- 支持側の体幹の活動に関しての先行姿勢調節（pAPAs）が減少する
- 体幹の軸性伸展のフィードフォワード制御に関しての随伴性姿勢調節（aAPAs）が低下する

- 足部の皮質脊髄システム活動が減退していることが多い
- 足関節戦略が欠如しているため、脛骨の前方運動が減少している
- 四頭筋とハムストリングスの相反活動が脆弱である
- 股関節と骨盤の伸展が弱いため、支持側の骨盤の外側への過剰な偏移を生じ、立脚中期が十分に構築されない
- 求心性情報の消失により、感覚認識が減少する

　皮質脊髄システムの損傷により、足趾の選択的屈曲・伸展を行うための姿勢安定性を作り出すのに必要な足部の内在筋が、長期にわたり活動を失う。小趾外転筋の姿勢活動と同様、足趾を伸展する能力が選択的背屈に影響することが臨床的観察から示唆されている。小趾外転筋は、外側縁で体重を支えていることから、足部の運動制御の重要な要素であり、つま先クリアランスやステップ開始に重要な、比較的弱い腓骨筋の足部外反作用と関係している。

　拮抗筋としてのヒラメ筋の長さと強さの消失も、足部の背屈不良に非常に影響する。外反を伴わない単独の背屈は、前脛骨筋単独の活動により内反が強まり、特に皮質性に駆動された時に出現する。

　脳卒中後、足部に治療的な影響を及ぼすこととして、以下のことが挙げられる。

- 足部に感覚情報を与える
- 選択的に足部を活性化するために足部の内在筋をストレッチする
- 距腿関節のアラインメントを改善する
- 腓腹筋の活性化により、ヒラメ筋の遠心性制御を促通する
- 足関節戦略の促通

　第一歩を踏み出し、遊脚期の特異性に影響を及ぼすには、以下のことを通して行う。

- 動的な立脚期の構築
- 選択的股関節屈曲によって遊脚期が開始できるよう、支持側の骨盤の側方偏移を制御
- 膝関節伸展を開始するための股関節屈曲の遠心性制御の促通
- 適切な歩幅と踵接地のための活動的背屈が得られるよう、十分な筋や神経の長さを維持

移動の開始のための後方ステップの構築

歩行は、一側下肢を後方へ残す課題とみなすことができる（Bobath 1990）。移動開始のため後方へのステップを患者に経験させることは、安定した直立二足立脚を構築する上で多くの利点がある。セラピーでは、リーチ肢位で上肢を能動的に滞空してそれらを適切に支持することで、体幹の両側能動伸展を促通できる。骨盤の中間位をとることで、股関節や膝関節の伸展の開始のための姿勢基盤となるコアの安定筋群が作動する。股関節と膝関節の伸展は、歩行パターンに応じてタイミングが取られる。足部が背屈位で保持された場合、四頭筋とハムストリングスの相反活動に影響を与え、また、適切な神経の長さを準備する。背屈による治療的ストレッチは、固有受容的認識の改善を刺激する（図6.10〜12）。身体図式を低下させる主な代償は、足の位置を確認しようとする視覚の過剰使用である。後方ステップを発展させることの利点は、視覚に頼らずに二重課題を可能とし、自律的歩行に発展させられることである。また、この肢位の安定性によって歩幅の改善も得られる。

姿勢の構えとしての側臥位の活用

側臥位は、移動に基づく状況に応じて、支持側下肢と運動側下肢の関係の知覚を効率的に構築するためによく用いられる。移動の要素を獲得するために、姿勢の構えとして側臥位を使用する利点として、下記の能力が挙げられる。

- 背臥位から寝返るときに足関節の背屈を伴う伸展を促通することで、同側下肢（通常は非麻痺側）の安定性を構築することができる（ケーススタディの図6.18および6.19を参照）
- 非麻痺側上肢のリーチアライメントにより安定性の構成要素を増大することができる
- 麻痺側の肩甲骨セットを活用できる
- 姿勢として麻痺側上肢を活性化し、CHORを発展させることができる（Porter and Lemon 1993）
- 麻痺側下肢の股関節、膝関節および足部を選択的に活性化できる
- 四頭筋、ハムストリングスおよび股関節外転筋の安定性を強化できる
- コア安定性を改善できる

リズミカルな相反的歩行が一定時間休止すると、下肢は、その効率性や運動パターンに

おいてもはや「正常」とは言えない状態であると考えられる。筋活動パターンは、移乗動作などの日常的な機能の基礎として皮質および皮質下の代償機構を用いることによって変更される。側臥位で効果的に介入するためのカギは、非麻痺側下肢を主要な安定基盤として使用することである。股関節および膝関節を伸展させ、足関節背屈を維持しながら非麻痺側下肢を活動させることにより姿勢の構えが安定し、その状態では、麻痺側の選択的運動が他動的でなく能動的に活用できる。多くの患者にとって、体幹を安定させることが必要である。

安定した膝立背臥位（crook lying）を作り出しコア安定性へ働きかけるための姿勢の構えとしての背臥位の活用

　背臥位は、その構えが動的に作り出され、重要な筋やパターンを活性化するために用いられる場合において、移動に関連する運動の構成要素を調べることができる姿勢の構えである。側臥位の姿勢の構えは背臥位の準備として用いられ、特に、四頭筋とハムストリングスの重要な関連性が調べられる場合に必要である。側臥位から能動的背臥位を構築するためには、足部背屈を伴った股関節および膝関節の伸展活動と上肢のリーチ運動を維持し、胸郭の後方への選択的運動を行い、最後に頭部を追従させる。

　能動的背臥位の構築には、理想的にはストップ・スタンディング（Stop Standing）の促通から開始し、坐位から背臥位まで一連の運動として行なうことが望ましく、そのことがコアの安定性を維持する、あるいは、獲得することにつながる（Kibler et al. 2006）。能動的背臥位を獲得することには、特に下記の過程が含まれる。

- 立位から、遠心性収縮制御を行いながら非対称坐位への姿勢変換の促通を行い、最適な開始肢位を得る
- 麻痺側上肢を姿勢制御として能動的に滞空させながら、麻痺側体幹の安定性を得るため坐位にて治療台上で非麻痺側下肢の外転を強化する
- 非麻痺側足部の背屈から開始することで、非麻痺側下肢の外転が促通され、非対称的な長坐位を達成する
- 長坐位で能動体幹を構築し、コアの安定筋の相反神経支配制御を行いながら背臥位へ移行していく
- 上肢のリーチ活動を行い、適切なコア安定性を促す

　背臥位では、コア安定性や下肢を活性化するより先に、背部伸筋群の長さと同様に頭

部、頚部、肩の複合体の姿勢アラインメントを考えることが重要である。コア安定性の改善により、以下のプラス効果が得られる。

- 体幹の垂直性が高まり、歩調が改善される
- 踵接地のための股関節伸展が改善する
- 歩幅が拡大する(Wilson at al. 2005)

高坐位からのスタンディング・ダウンを行う一側支持の姿勢の構えの構築

　脳卒中発症後の初期の急性期の間、多くの患者は非麻痺側への指向性が自然と強まる。この状態が続き、リハビリテーションが代償的アプローチを採用すれば、麻痺側でのパターン生成活動の再獲得は困難になるであろう。このため、治療においては、非麻痺側でなく麻痺側への求心性入力に重点が置かれる。脳卒中後、非麻痺側下肢での立脚が増大することが多いが、それは、麻痺側での一側支持の時間が減少するからである(Bohannon 2001)。

　促通により、高坐位から麻痺側下肢へ優位にスタンディング・ダウン(Standing down)させることは、一側下肢支持の強化には重要な要素であり、それは相反的な歩行パターンの基礎を構築する。重要なことは、初期踵接地において求心的背屈を用いて地面への接地を行い、神経疾患患者によく見られる過剰な非協調性足部底屈を相反的に抑制することである。異常な歩行戦略を学習した場合には、内側ハムストリングスや大腿筋膜張筋の適切な伸長が必要である。大腿直筋の近位部を伸長できるよう、膝関節から足部のアラインメントと四頭筋の遠位部を活性させるための膝蓋骨の安定に注意が必要である。高い位置からの制御された股関節伸展は、ハムストリングスの近位部と殿筋によって行われ、移動周期における立脚中期の実現に必要な選択的運動を反映している。

腹臥位および腹臥位からのスタンディング・ダウンの姿勢の構えの活用

　腹臥位は、下肢の選択的運動を損なった患者には日課としてではなく、選択的に用いられる。パフォーマンスを最適化するため、背臥位で選択的股関節伸展を行いながら、または、側臥位で足部背屈しつつ下肢を選択的に伸展しながら、能動的に腹臥位を構成するべきである。このように、屈筋の活動を最小限にして、伸筋の活動の潜在能力を評価する。

臨床的に腹臥位を最も制限する因子は麻痺側の肩複合体の関節可動域であり、この姿勢の構えを実現するためにこの領域の適切なアライメントを促す時間が取られる。この姿勢の構えでは、筋の長さや神経の緊張という要素を扱うことができ、特に、膝関節と股関節を伸展しての麻痺側肢の背屈（非麻痺側の場合もあるが）が能動的に達成できる場面で扱うことができる（図6.20および6.21）。

能動的に伸展した下肢から、膝関節の選択的運動を通してのパターンの分離は視覚によらず完全に固有受容感覚の身体図式に依存する。前述の促通が実現できれば、腹臥位から準備した一側下肢支持に患者を直接移行させることで以下の有用性をもたらす。

- 視覚を排除することができる - 踵の固有受容感覚を通して床を認識する
- 遠位部から近位部に支持を構築する
- 支持下肢に関して身体が垂直方向に配置される
- 機能的活動のために上肢が自由になる

ボバース概念における体重免荷トレッドミルトレーニングの活用

神経学的疾患を患った後、移動ネットワークはパターン生成に用いられなくなり、姿勢制御システムに対する歩行の特殊な要求がなくなって、自律的歩行は困難となる。だが、特別に個別化された訓練方法が用いられるとき、リハビリテーションに可塑性を活用することができる（Dietz 2003）。

体重免荷トレッドミルトレーニング（BWSTT）は、ステッピングや立位の際にバランスを促通することや体幹や下肢の運動を手動でアシストすることが可能となる環境を提供する（Kerm et al. 2005）。体重の一部（最大40%）を支えることによって、下肢への荷重を減らして行うトレーニングである。正常振幅においては、最大30%の体重免荷を行うことで筋の活性化をはかることが可能であることが示唆されている（Hesse and Werneer 2003）。脳卒中患者では、体重の荷重割合により、体幹や肢体の適切なアライメントが促通され、麻痺側下肢への体重移行が可能になる。体重の荷重を減少しすぎると床反力や感覚フィードバックが減少する。補助具による歩行練習と比較して、BWSTTが代償戦略の発展を減少させることが示唆されている（Visintin et al. 1998）。

トレッドミルを使用する論理的根拠は、固有受容器入力を通して脊髄運動プログラムを駆動し、中枢神経でパターン生成される活動を調節することである（Dietz 2003）。股

関節伸展に関する求心性フィードバックにより同側の遊脚相が開始され、荷重に反応する皮膚受容器により立脚期の下肢の伸筋群が活性化される（Van de Crommert et al. 1998）。速度の変化に対する移動パターンの適応は、感覚フィードバックにより調整される。トレッドミル上での歩行の促通により、荷重の程度や関節の位置に影響を及ぼすことができる。

　BWSTTは課題に特化したトレーニングを促す有効な方法であるが、実践には多少の困難を伴う。実践にあたってはセラピストへの負担が大きな制限因子であり、移動のできない患者においては特に難しい。坐位から立位へと自立移動できれば、BWSTTを適切に開始するために十分な姿勢制御機構を備えていると考えてよい。適切な歩幅を改善させるためには、一側下肢支持能力の有無も考慮される。

　文献の体系的レビューでは、トレッドミルトレーニングは体重免荷の有無にかかわらず、介入を行わないよりも効果があるが、従来の介入方法よりもこの方法を選択することが好ましいことは裏付けられていないと結論付けられた（Manning & Pomeroy 2003）。コクランレビューでも、歩行練習におけるトレッドミルと他の方法との有意差は示されなかった（MoSeley et al. 2005）。だが、統計的な有意差はないものの、既に移動している患者の場合、歩行スピードが改善される傾向がみられた。トレッドミルトレーニングは、付加的に心肺機能を高めることや体調不良を解決することも示されている（Hesse at al. 2003）。

　BWSTTのような集中的な歩行への課題指向型介入が経験依存的可塑性を促進するものである場合、それは、運動学習の原理に基づいて構築されなければならない（Sullvivan et al 2002）。

- 踵接地などの正常な歩行入力
- 多様な歩行速度での遂行
- 下肢への荷重の変化
- 脊髄性、脊髄上位の移動ネットワークが解釈できることを最適化する四肢の運動力学

　この特殊な介入により最も効果の得られる患者を定義することが求められる。適切に選択するということが現在、ボバース概念における臨床推論の重要な要素である。

補助具

　スティックや杖などの補助具は、独立した移動手段を獲得するために必要な場合があ

る。これらは病院から家庭に早期に退院させ、地域での移動を促すために頻繁に用いられる。このような移動補助具は、バランス障害を持つ年配者からよく要望される(Bateni & Maki 2005)。

歩行に至る過程では、バランスの補助具として軽いタッチのものを使用することで姿勢の動揺を減少させ、姿勢を安定させることができる (Jeka 1997)。バランスを取る際に高い杖を使用することで視覚依存を減少させることができる。

平行棒内での歩行などの補助具の使用は過剰な代償を産み、適応能力を制限する(Barbeau 2003)。スティックや杖などの使用は、代償的固定を増強させ、支持側下肢への免荷に重要なフィードフォワード体幹活動を低下させるため、回復が制限される。

補助具が経過の中で機能的効果に関連して使用されているかどうかを再検討し、評価することが重要である(Gjelsvik 2008)。補助具使用による固定は、非常に多くの結果を及ぼす。

- 安定性の軸が非麻痺側に限定され、麻痺側肢への荷重がさらに減る
- 筋における非神経性変化
- 可動域の減少
- 非麻痺側手の立体感覚と巧緻性の損失
- ベッド上での寝返りなど他の機能的活動に必要な身体両側の相互作用を減少させる
- アラインメントの異常や不適切な筋活動パターンによる関節痛

ケーススタディ

本ケーススタディは、運動分析に対する統合的体系的アプローチが運動学習原則に基づくボバース概念の中核の構成要素であることを明示する。

MLさんは、内視鏡的逆行性胆道膵管造影および内視鏡的乳頭切開術後に左側筋力低下と感覚障害を呈した。MRI画像にて、右前頭葉と頭頂後頭葉領域に分水界梗塞が認められた。入院リハビリテーション期間を経て家庭復帰し、バランスの補助として高いステッキを使用して歩行を行い、階段昇降も行えた。家庭では自己身辺の事や軽い家事は自立し、以前の様なレジャー活動のいくつかは行えるようになっていた。彼女は、プロセスシステム設計者の仕事に復帰する予定であった。以下は、5日間の日々の介入と臨床推論のレポートである。

最初のインタビューで、MLさんは以下のように報告した。

- 彼女が最も懸念することはバランスと歩行であり、いずれも常に注意を払う必要があり、また、左足は非活動的状態であった。
- 上肢と手の運動の巧緻性とタイミングに問題があった。
- 疲れやすく、長距離歩行は困難であった。
- 左空間の弁別に関する後遺症があった。

評価と初期治療仮説

MLさんは、最初に運動を開始する際に右手を使い、広い支持基底面で坐位から立位へ移動した。彼女の歩行パターンは、左側を高く持ち上げ、皮質駆動（cortical drive）であった。立脚期は、両側とも拙劣であった（Milot et al）。右上肢の四半部分は固定され、左上肢は外転していた。彼女は視覚を使って足の定位とバランスをとった。姿勢安定性と定位のために視覚的依存性が使われることは、脳卒中後遺症ではよく見られる（Bonan et al. 2004a; Yelnik et al. 2006）。しかし、それは身体姿勢の初期の構えと持続的な能動的安定性を阻害しうる（Patla 1996）。視覚が遮断されたとき、MLさんの姿勢からは屈曲要素は消失し、怖く感じたと報告したものの、左の踵接地の潜在能力が認められた。歩行と立位から坐位への運動の促通により、非対称性の程度や左側に残る筋力低下が明らかとなった。MLさんが脱衣をする間に、以下の運動制御の問題が観察された。

- 立位で左足を持ち上げる時の不適切な体幹の後方偏移
- 左股関節および骨盤の不安定性
- 足部の内反パターンへの引き込みを伴う過剰な前脛骨筋活動
- 内側腓腹筋の萎縮
- 後足部を床に接地しておくことが困難
- 坐位から立ち上がる際の正中位から右側への非対称性
- 上肢の代償的バランス活動と同調する立位での姿勢動揺の増加

治療目標

- 筋の長さと強さを増加させ、立位での姿勢動揺を減少させるための足関節戦略の制御を改善させる
- 正中線定位を改善し、右側への屈曲を減少させる

6. 移動の制御

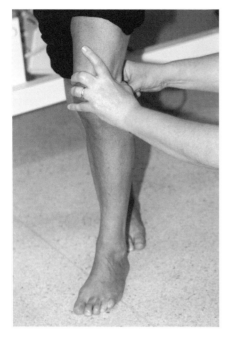
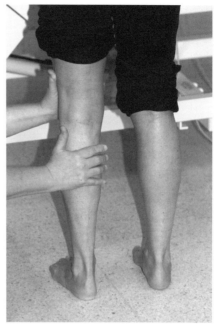
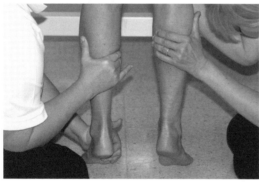

図6.3〜6.5
筋力低下、アラインメント異常および筋の活性化の評価

- 対称的な坐位のために、ストップ・スタンディングを実現する

治療介入（図6.3〜6.7）

　軽いタッチでの支えを用いた立位で能動的な足部底屈が促通された。膝関節の自由度を制限することで足への求心性入力を強化した。下腿部の筋群、特に内側腓腹筋の短縮と弱化により、前脛骨筋の拮抗筋として効果的に作用して姿勢動揺を制御する下腿三頭筋の能力が低下していた。力や強さをもたらす能力は、構造学的、力学的、神経学的要因により影響を受ける（Patten et al. 2004）。
　立位から坐位への運動の際、骨盤傾斜の活性化や膝の前方移行により、能動的な坐位

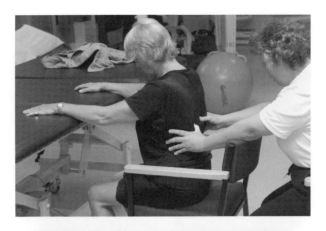

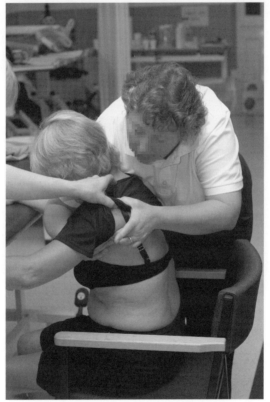

図6.6および6.7 左の肩甲骨-胸郭の構成要素と肩複合体の評価

姿勢が創り出された。肩複合体を評価し、肩甲骨を軟部組織構造の可動化により、胸郭上で能動的に再びアラインメント調整した。肩甲骨の運動を制御する能力は、上肢の最適な機能のためには重要な構成要素である(Mottram 1997)。

介入後、MLさんは足で能動的にバランスが取りやすくなり、靴紐を結びやすくなったと報告した。また、彼女の歩行はよりリズミカルになり、左下肢への意識も高まったと報告した。

初期治療仮説

- 感覚の認識が増大し左下肢筋群が活性化すると、より効率的な坐位からの立ち上がりと歩行パターンが促通される
- 肩甲骨セッティングのための肩甲骨のアラインメントの改善により、左上肢のより良いタイミングの運動と機能的課題における左手の活性化が促通される
- 右上肢帯からの固定を減らすことで体重移動が改善され、杖使用の必要性を減らすことができる

2日目

MLさんは、より狭い支持基底面で坐位から立ち上がり、立位でも正中位でより直立姿勢を取れるようになった。立位からの歩行の開始を再評価した。歩行は支持基底面の外に質量中心を移動させ、遊脚肢を前方へ動かすために支持側下肢へ体重を移動させることが要求される (Patla 1996)。このことは身体の前方運動の制御中に瞬間的に一側下肢で立位になることを意味している。一連の姿勢調節が下肢の運動に先立って起こり、結果的にステップが前方に出る (Elble et al. 1994)。これらの姿勢調節では通常、圧力中心が立脚肢へ移動するより前に遊脚肢へ向けて後方および側方に移動する (Shumway-Cook & Woollacott 2007)。MLさんは、いつも左足で歩行を開始することが観察された。脳卒中後、姿勢調節は減少するかまたは損なわれる(Hesse et al. 1997)。右足での一側下肢支持がより効率的であるのは、MLさんが無意識のうちに左下肢を踏み出し肢として使っているからかもしれない。左下肢での一側下肢立位になった時、彼女の姿勢は不安定になった。

治療目標

- 左での一側下肢支持を改善する

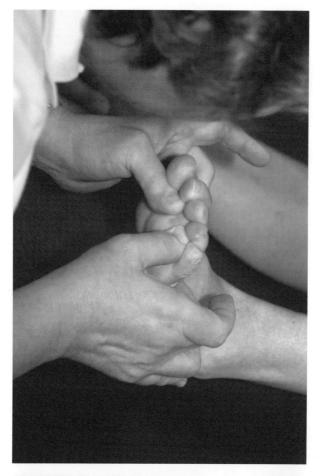

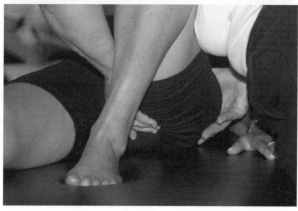

図6.8 および6.9 足部の活性化と股関節の選択的活動の促通を通しての能動的な膝立ち背臥位の構築

治療介入（図 6.8および6.9）

MLさんは立位および左一側下肢支持を促通された。この促通により、左股関節の可動域が制限されていることが明らかとなった。左腸腰筋／大腿直筋を能動的に伸長するため、坐位から臥位への姿勢変換が選択された。背臥位では、左股関節における基本的な低緊張と筋力低下が観察され、左肩複合体が後退していたことから、左下肢の選択的活性化のため、胸郭との姿勢関連性における肩甲骨のアラインメント修正が必要であった。一側の膝立ち背臥位の促通で以下を扱った。

- 伸筋と外転筋をより活性化するために、左坐骨結節と近位ハムストリングスのアラインメントを修正
- 左側体幹の長さを維持することで、腰椎前彎を減少

筋力の感覚を与え大腿四頭筋を活性化させるために、左下肢に踵から負荷をかけた。脳卒中後、運動単位動員の閾値と発火頻度は有意に低下するが（Patten et al.2004）、MLさんの筋力低下のパターンにも関係していた。反復練習と強化練習の結果、良好な活動の動員が得られた。

MLさんは、右側側臥位を経て腹臥位から、左下肢へのスタンディング・ダウンへと促通された。股関節安定性の改善により、右下肢からの歩行の開始が可能となり、視覚依存が減少した。

作業のおさらい

- キーポイントの再調整により、特定の下肢筋群を強化するための適切な姿勢アラインメントを得ることができる
- ある姿勢の構えから他の姿勢構えの促通を行うことで、MLさんの能動的で選択的な筋強化を持続することができる
- 左側下肢支持を再評価し、主観的に治療セッションを評価する

3日目

MLさんは、昨日の治療の後、ベッドでの寝返りが行いやすくなり、歩行時もバランスを取るのに視覚への依存度が減少したと報告した。客観的に見て、歩行開始の間の彼女の

肢間協調性は改善を示しており、歩行を促通した時に左側への体重移動が容易になった。左肩複合体のアラインメントは良好になったが、肩甲骨不安定性がみられた。

治療目標

- ステッピングのための先行随伴性姿勢安定性の構成要素である、左肩甲骨セッティングを改善する
- 効率的な背臥位への移行のため、非対称な坐位を作り出し、コア安定性を構築する
- 一側下肢支持とバランスを強化するため、感覚認識と左足部の活性化を増大する
- 左股関節を選択的に強化する

治療介入

　立位で肩複合体を可動化し、胸郭に肩甲骨を固定した結果、リーチ運動に必要な肩甲上腕関節の可動域が増加した。左上肢からの側方への体重移動を促通することで、MLさんを非対称な坐位へ移行させ、左上肢に体重をかけ、前腕筋をストレッチした状態で保持した。能動的に背臥位に変換させ、左膝関節は過伸展にならないように肢位を設定し、足部を特化して評価した。臨床的観察から、足を高く挙上する歩行パターンは、足部内在筋の活動の欠如がその原因の一つであることが示唆されている。足先の活動は、ディストラクション（注；関節の長軸方向へ伸張させ、筋・関節包などを伸張させる手技）、圧縮や運動を含む感覚刺激を組み合わせて獲得させた。体性感覚の障害は、特化された感覚トレーニングにより改善することが示されている（Celnik et al. 2007; Lynch et al. 2007）。小趾外転筋を選択的に活性化させ、足の外側縁に安定性を与えた（図6.10～6.12）。

　MLさんを背臥位に促通し、メンタル・リハーサルと組み合わせながら、ハムストリングスの速度を強化した（図6.13および6.14）。スピード練習を行うことで筋が強化され、準備的なイメージや思考によって練習が促通されることが裏付けられている（Behm & Sale 1993）。

　また、ヒラメ筋の長さを調べた。筋線維の筋構造を考えた特殊なモビライゼーションテクニックを用いる。筋構造により、筋力や可動能力が決定される（Lieber & Frieden 2001）。

　MLさんは、右足をブロックにのせ、左の足部を上げながら踵を下げた状態で、治療台からのスタンディング・ダウンを促通された。これも、視覚の過剰使用を減らして体性感覚入力を生成するよう、視覚を用いずに実施された（Boban et al. 2004b）。

作業のおさらい

- 感覚練習の強度を高めることを検討する
- 足部と下腿部の筋の可動化と活性化を高める
- 腹臥位にて股関節伸筋群の選択的活性化を計り、左股関節周囲の筋力低下や不均衡に対処する

4日目

　MLさんは、身体図式で左股関節と膝関節を分離することができるようになり（Massion 1994）、「やや混乱していた」左足をより認識できるようになったと報告した。彼女は、左股関節の安定性は増したものの、選択的な底屈運動ができないため左足をベッドの端にのせて靴を脱ぐことが出来なかった。動的な足部の活動ができないため、立位での左下肢への荷重にまだ問題があった。立位から坐位への移動は骨盤安定性の改善によって容易となり、背臥位への移行はより効率的となった。肩複合体のアラインメントは改善された。

治療目標

- トレッドミルトレーニングの準備としての足部と一側下肢支持の活性化

治療介入

　背臥位にて、まずは足部の活性化に直接介入した（図6.15～6.17）。
　MLさんは、運動順序の中で左股関節の伸筋／外転筋を活性化させながら、右側臥位から腹臥位へ促通された（図6.18および6.19）。腹臥位では、肢節への荷重を通して腓腹筋が活性化された（図6.20および6.21）。MLさんは、手をついた膝立ち腹臥位から左下肢へのスタンディング・ダウンへ促通された（図6.22および6.23）。
　壁を背にした立位でMLさんに足関節戦略の肢位を取らせ、右下肢で押し付けずに左踵に荷重する能力を評価した。促通されたステッピングも評価した。その後、MLさんは踵接地を促通されながら、時速4kmで3分間、トレッドミル上を歩行した（図6.24～6.26）。

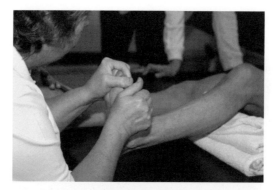

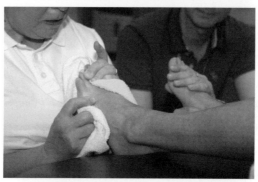

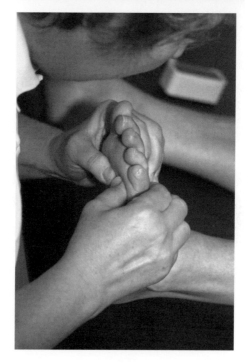

図6.10 〜 6.12　足部を活性化するための感覚刺激の使用

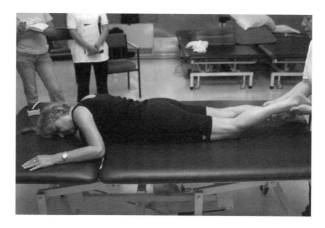

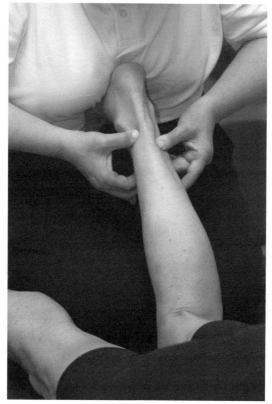

図6.13および6.14　速度を変えてのハムストリングスの選択的強化

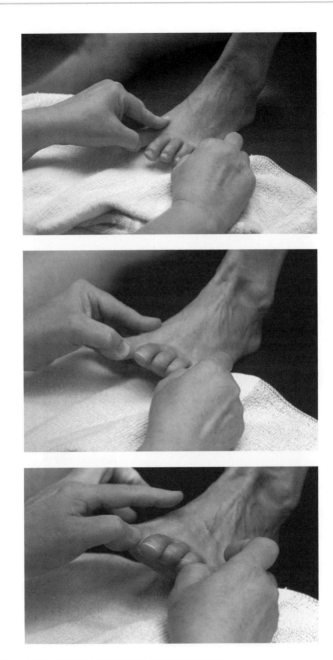

図6.15～6.17 足部内在筋の促通による足趾の活性化

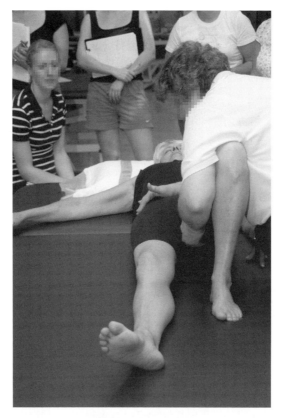

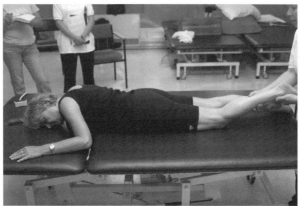

図6.18および6.19　股関節伸展を使いながらの背臥位から腹臥位への運動
図6.18　ハムストリングス近位部と外転筋に特化した活性化の実演

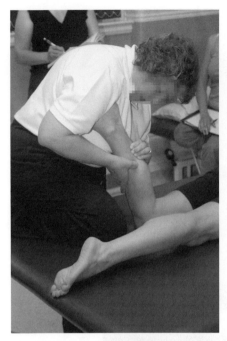 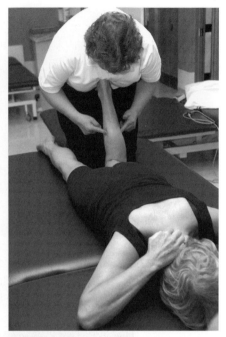

図6.20および6.21　腓腹筋の強化

治療介入後、MLさんは「疲れたが軽くなった感じがする」と報告した。

足の感覚認識が増し、踵接地が改善したことで、歩行がより自律的となり皮質的制御が減少したようである。

5日目

MLさん自身の報告では、前日の治療後、「すごく調子が良く」感じて、自宅回りを2km程歩いたとのことであった。治療後、最初は疲れたと感じたが、休息後、足は軽くなり、「より正常になった」と感じた。今日は、左足は重く感じるが、左足関節の認識は良好と報告している。靴と靴下を脱ぐ際、左下肢を右脚の上に組んだ時の運動の自発性が大きく変化していた。それでも、靴下を脱ぐ際、右足を持ち上げた時に左踵を接地しておくことは困難であった。

治療目標

- トレッドミルトレーニングの準備のための感覚練習と左足の活性化
- 左側と右側の感覚運動統合の増加

6. 移動の制御

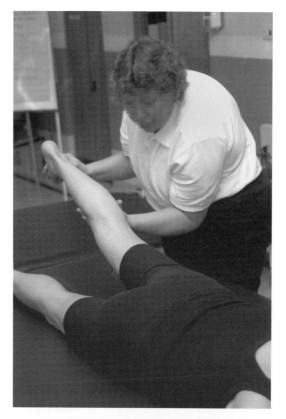

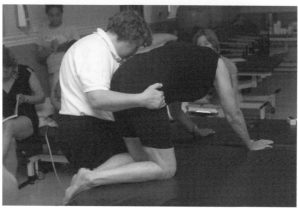

図6.22および6.23 スタンディング・ダウン前の腹臥位から手をついた膝立ち腹臥位への運動順序

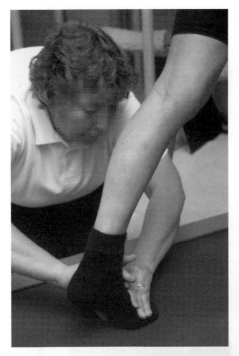
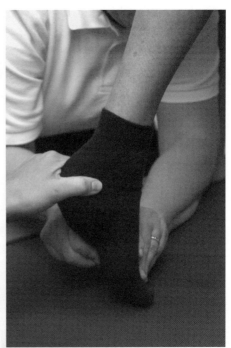
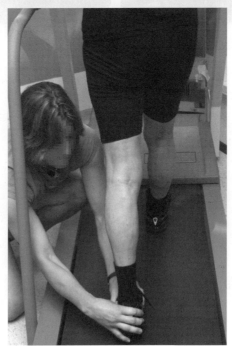

図6.24 〜 6.26　踵接地を促通しながらのトレッドミルトレーニング

6. 移動の制御

治療介入(図6.27-6.35)

　MLさんは、下腿筋の筋構造と中足部の硬直に影響している筋の長さの問題へ対応するため、背臥位姿勢へ促通された。足背部の軟部組織をストレッチするため、中足骨は支えられ足指は屈曲された。足趾の伸展を誘発するために、皮膚刺激が与えられた。距腿関節の可動域を増加させるよう働きかけながら、足部背屈を伴って足趾の伸展できる速度で、足趾を繰り返し屈曲した。

　股関節筋と体幹筋は側臥位で活性化された。その後、トレッドミルへの直接的な準備として速く運動する経験を与えるため、寝返り運動を促通し、左右への体軸内回旋をMLさんに行わせた。そして、促通を行いながら再びトレッドミルトレーニングが実施された。

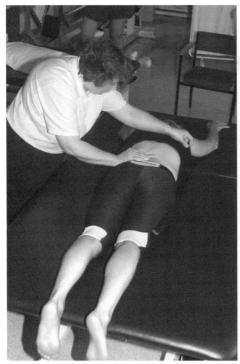

図6.27　背筋群を伸張するための骨盤の安定化

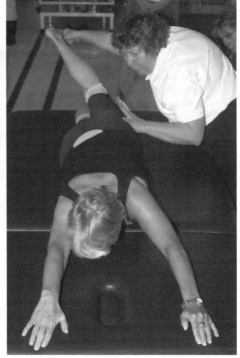

図6.28　下肢全体の伸展を活性化するための近位部および遠位部キーポイントのハンドリング

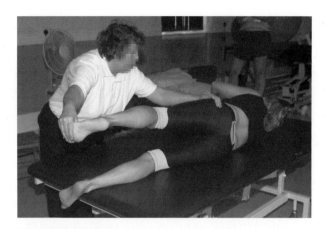

図6.29　股関節外転筋の強化

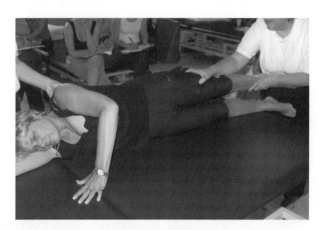

図6.30　下肢に荷重するためのセラピストへの踵の接触

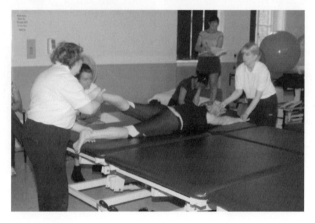

図6.31　腹臥位から背臥位、腹臥位への姿勢変換で下肢を伸展させ、正中位付近で回旋を及ぼし、感覚運動統合を改善する

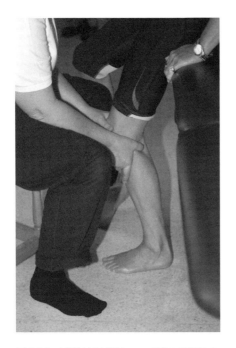

図6.32 踵接地を維持している間の膝関節の選択的遠心性制御

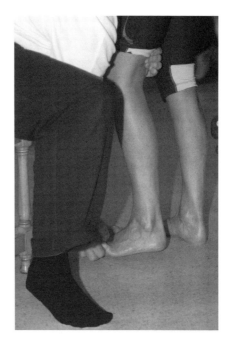

図6.33 最初に足から免荷および活性化

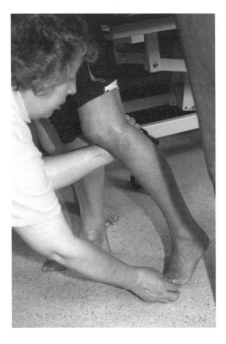

図6.34 トレッドミルトレーニングの準備として下肢を後方へ残す

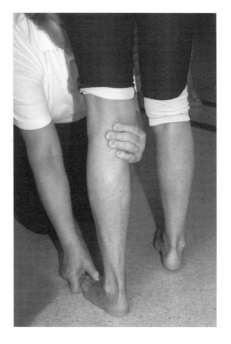

図6.35 蹴り出しの制御

結果測定（表6.1 〜 6.4）

量的歩行分析

　量的歩行分析は、介入の前後に実施され、基準データと比較された。介入前後の3回の試行を両側t検定で比較し、以下の結果から統計的有意差が示された（P＞0.05）。

- 床反力の作用線が股関節の中心近くを通過する結果、股関節伸筋モーメントが減少する
- 荷重応答期の膝関節屈曲の制御の増加に伴い、左側下肢支持の開始時の膝関節内の最大屈筋モーメントが減少
- 未熟な力調整の減少と相関して、立脚期の開始時の足関節底屈の初期モーメントが減少

表6.1　可動性得点

日数	時間測定10m歩行テスト	アップアンドゴー所要時間	Walking impact scale
1日目	20歩／11秒	18秒	58／100
5日目	16歩／8秒	9秒	39／100*

* MLさんもセラピストも、歩行に関して有意に良くなったと評価した。

表6.2　目標達成尺度　目標1

GASスコア	立位での選択的体重移行
−2	MLさんは、立位で前もって体重を左へ移行せずに、正中線を超えて左上肢をリーチすることが可能となる
−1	MLさんは、立位で前もって体重を左へ移行せずに、左上肢を正中位へ前方リーチすることが可能となる
0	MLさんは、左上肢を正中位へ前方リーチする前に、立位で体重を左へ選択的に移行することが可能となる
+1	MLさんは、外転方向に左上肢をリーチする前に、立位で体重を左へ選択的に移行することが可能となる
+2	MLさんは、左上肢を外転方向にリーチしながら、立位で体重を左側下肢へ選択的に移行することが可能となる

表6.3　目標達成尺度　目標2

GASスコア	歩行の質
−2	MLさんは屋内歩行が一人で可能となるが、足を高く上げた歩行で、視覚に依存しており、頭部の姿勢が固定され、上肢の振りが見られない
−1	MLさんは屋内歩行が一人で可能となり、足を高く上げずにステップを踏める歩容となるが、まだ視覚に依存し、頭部の姿勢が固定され、上肢の振りが見られない
0	MLさんは屋内歩行が一人で可能となり、足を高く上げずにステップを踏める歩容となり、視覚に依存しなくなるが、頭部の姿勢の固定は残り、上肢の振りが見られない
+1	MLさんは屋内歩行が一人で可能となり、足を高く上げずにステップを踏める歩容となり、また、視覚への依存、頭部の姿勢の固定は無くなったが、上肢の振りは見られない
+2	MLさんは屋内歩行が一人で可能となり、足を高く上げずにステップを踏める歩容となり、また、視覚への依存、頭部の姿勢の固定は無くなり、上肢の適切な振りが得られるようになる

表6.4　目標達成尺度得点変化

治療前GAS得点	25
治療後GAS得点	69

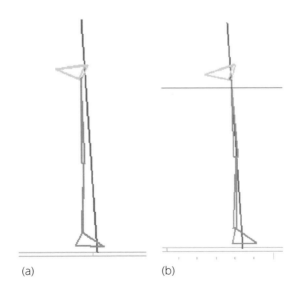

図6.36　左下肢の遊脚期開始時に関する治療前(a)および治療後(b)の圧力中心位置

- 立脚中期の足関節回旋モーメントが内側から外側へ変化したことにより、立脚期の進行に伴う脛骨の外旋が可能に

　MLさんは、介入の期間中、結果測定が示すように客観的改善を示した。このことから、MLさんはより自律的に歩いたり、左上肢をより効率的に使ったりするという目標に到達することができた。治療に用いた仮説は、足や下肢の感覚運動要素を改善することによって、より自律的な歩行が導き出されるというものであった。姿勢制御機構を改善することで視覚的依存の必要性を減少させることができる。エビデンスに基づいた臨床決定が下され、仮説を支持する結果をもたらすことができた。

ケーススタディから得られる重要な学習ポイント

- 非対称な坐位から立位への移行や右上肢の固定への依存に対応するために、より高い杖を導入する
- 姿勢動揺を制御するためのヒラメ筋の長さや腓腹筋の強さを変える
- 遠位部の選択的運動のため姿勢安定性を促通し、選択的足部背屈のため股関節の伸展を強化する
- 移動パターンの制御の中で主要筋群の求心性および遠心性収縮を改善する
- Engerdt (1995) らの見解と一致しているように、特に四頭筋における遠心性収縮を得ることで坐位から立位への姿勢変換や移動パターンが促通される
- リーチ活動は、足部の内在筋を動的に活性化し、床反力を得ることで改善される
- フィードフォワード姿勢制御のため、身体図式を改善する

まとめ

　本章では、四肢が対称的な交互関係で動く二足歩行における主要な特徴を考察した (Shumway-Cook & Woolacott 2007)。移動課題では、高度な運動制御が作用し、動的安定性を維持することが要求される。重要なことは、パターン生成活動の評価を行い、効率的な歩行およびその自律能力を促通することである。共通する臨床問題に焦点を当て、評価と治療の考え方について検討した。

参考文献

Armstrong, D.M. (1986) Supraspinal contributions to the initiation and control of locomotion in the cat. *Progress in Neurobiology*, **26**, 273–361.
Ayyappa, E. (2001) Normal human ambulation. *Orthopaedic Physical Therapy Clinics of America*, **10**, 1–15.
Barbeau, H. (2003) Locomotor training in neurorehabilitation: Emerging rehabilitation concepts. *Neurorehabilitation and Neural Repair*, **17** (1), 3–11.
Bateni, H. & Maki, B.E. (2005) Assistive devices for balance and mobility: Benefits, demands and adverse consequences. *Archives of Physical Medicine and Rehabilitation*, **86**, 134–145.
Behm, D.G. & Sale, D.G. (1993) Intended rather than actual movement velocity determines velocity specific training response. *Journal of Applied Physiology*, **74** (1), 359–368.
Bobath, B. (1990) *Adult Hemiplegia: Evaluation and Treatment*. Butterworth-Heinemann, Oxford.
Bohannon, R. (2001) Gait after stroke. *Orthopaedic Physical Therapy Clinics of America*, **10**, 151–170.
Bonan, I., Colle, F., Guichard, J.P., et al. (2004a) Reliance on visual information after stroke. Part I: Balance on dynamic posturography. *Archives of Physical Medicine and Rehabilitation*, **85**, 268–273.
Bonan, I., Yelnik, A., Colle, F., et al. (2004b) Reliance on visual information after stroke. Part II: Effectiveness of a balance rehabilitation programme with visual cue deprivation after stroke: A randomized controlled trial. *Archives of Physical Medicine and Rehabilitation*, **85**, 274–278.
Brocard, F. & Dubuc, R. (2003) Differential contribution of reticulospinal cells to the control of locomotion induced by the mesencephalic locomotor region. *Journal of Neurophysiology*, **90**, 1714–1727.
Celnik, P., Hummel, F., Harris-Love, M., Wolk, R. & Cohen L.G. (2007) Somatosensory stimulation enhances the effects of training functional hand tasks in patients with chronic stroke. *Archives of Physical Medicine and Rehabilitation*, **8**, 1369–1376.
Dietz, V. (2003) Invited review: Spinal cord pattern generators for locomotion. *Clinical Neurophysiology*, **114**, 1379–1389.
Dietz, V. & Duysens, J. (2000) Significance of load receptor input during locomotion: A review. *Gait & Posture*, **11**, 102–110.
Elble, R.J., Moody, C. & Leffler, K.R. (1994) The initiation of normal walking. *Movement Disorders*, **9** (2), 139–146.
Engardt, M., Knutsson, E., Jonsson, M., et al. (1995) Dynamic muscle strength training in stroke patients: Effects on knee extension torque, electromyographic activity and motor function. *Archives of Physical Medicine and Rehabilitation*, **76**, 419–425.
Gjelsvik, B.E. (2008) *The Bobath Concept in Adult Neurology*, Thieme, Stuttgart.
Grasso, R., Zago, M. & Lacquaniti, F. (2000) Interactions between posture and locomotion: Motor patterns in human walking with bent posture versus erect posture. *Journal of Neurophysiology*, **83**, 288–300.
Grillner, S. (2002) The spinal locomotor CPG: A target after spinal cord injury. *Progress in Brain Research*, **137**, 97–110.
Grillner, S., Georgopoulos, A.P. & Jordan, L.M. (1997) Selection and initiation of motor behaviour. In: *Neurons, Networks and Motor Behaviour* (eds P.S.G. Stein, S. Grillner, A. Selverston & D.G. Stuart), pp. 4–19, MIT, Cambridge.
Hesse, S. & Werner, C. (2003) Partial body weight supported treadmill training for gait recovery following stroke. *Advances in Neurology*, **92**, 423–428.
Hesse, S., Reiter, F., Jahnke, M., et al. (1997) Asymmetry of gait initiation in hemiparesis stroke. *Archives of Physical Medicine and Rehabilitation*, **78**, 719–724.
Hesse, S., Werner, C., Von Frankenberg, S. & Bardeleben, A. (2003) Treadmill training with partial body weight support after stroke. *Physical Medicine and Rehabilitation Clinics of North America*, **14** (1 Suppl), S111–S123.

Jahn, K., Deutschlander, A.D., Stephen, T., Strupp, M., Wiesmann, M. & Brandt, T. (2004) Brain activation patterns during imagined stance and locomotion in functional magnetic resonance imaging. *NeuroImage*, **22** (4), 1722–1731.

Jeka, J.J. (1997) Light touch contact as a balance aid. *Physical Therapy*, **77** (5), 476–487.

Jordan, L.M. (1991) Brainstem and spinal cord mechanisms for the initiation of locomotion. In: *Neurobiological Basis of Human Locomotion* (ed. M. Shimamura), Japan Scientific Press, Tokyo.

Kern, H., McKay, W. & Dimitrijevic, M. (2005) Motor control in the human spinal cord and the repair of cord function. *Current Pharmaceutical Design*, **11**, 1429–1439.

Kerrigan, D., Della Croce, U., Marciello, M. & Riley, P.O. (2000) A refined view of the determinants of gait: Significance of heel rise. *Archives of Physical Medicine and Rehabilitation*, **81**, 1077–1080.

Kibler, W.B., Press, J. & Sciasscia, A. (2006) The role of core stability in athletic function. *Sports Medicine*, **36** (3), 189–198.

Kirtley, C. (2007) The origin of ground reaction forces. www.univie.ac.at/cga/faq/grfs.html, accessed 26/11/07

Lieber, R.L. & Frieden, J. (2001) Functional and clinical significance of skeletal muscle architecture. *Muscle & Nerve*, **23** (11), 1647–1666.

Lovejoy, C.O. (2004) The natural history of human gait and posture. Part 1: Spine and pelvis. *Gait & Posture*, **21** (1), 95–112.

Lynch, E.A., Hillier, S.L., Stiller, K. & Campanella, R.P. (2007) Sensory retraining of the lower limb after acute stroke: A randomized controlled pilot trial. *Archives of Physical Medicine and Rehabilitation*, **88**, 1101–1107.

Mackay-Lyons, M. (2002) Central pattern generation of human locomotion: A review of the evidence. *Physical Therapy*, **82** (1), 69–83.

Manning, C.D. & Pomeroy, V.M. (2003) Effectiveness of treadmill retraining on gait of hemiparetic stroke patients: Systematic review of current evidence. *Physiotherapy*, **89** (6), 337–349.

Massion, J. (1994) Postural control system. *Current Opinions in Neurobiology*, **4**, 877–887.

Milot, M., Nadeau, S., Gravel, D. & Requiao, L.F. (2006) Bilateral level of effort of the plantarflexors, hip flexors and extensors during gait in hemiparetic and healthy individuals. *Stroke*, **37**, 2070–2075.

Moore, S., Schurr, K., Wales, A., Moseley, A. & Herbert, R. (1993) Observation and analysis of hemiplegic gait: Swing phase. *Australian Journal of Physiotherapy*, **39** (4), 271–278.

Mori, S., Matsui, T., Kuze, B., Asanome, M., Nakajima, K. & Matsuyama, K. (1998) Cerebellar-induced locomotion: Reticulospinal control of spinal rhythm generating mechanism in cats. *Annals of the New York Academy of Sciences*, **860**, 94–105.

Moseley, A., Wales, A., Herbert, R., Schurr, K. & Moore, S. (1993) Observation and analysis of hemiplegic gait: Stance phase. *Australian Journal of Physiotherapy*, **39** (4), 259–267.

Moseley, A.M., Stark, A., Cameron, I.D. & Pollock, A. (2005) Treadmill training and body weight support for walking after stroke. *Cochrane Database of Systematic Reviews*, Issue 4. Art No. CD002840. DOI: 10.1002/14651858.CD002840.pub2.

Mottram, S. (1997) Dynamic stability of the scapula. *Manual Therapy*, **2** (3), 123–131.

Mudge, S. & Stott, N.S. (2007) Outcome measures to assess walking ability following stroke: A systemic review of the literature. *Physiotherapy*, **93** (3), 173–232.

Neptune, R.R. & Sasaki, K. (2005) Ankle plantar flexor force production is an important determinant of the preferred walk-to-run transition speed. *Journal of Experimental Biology*, **208** (5), 799–808.

Patla, A.E. (1996) Neurobiomechanical bases for the control of human locomotion. In: *Balance Posture and Gait* (eds A. Bronstein, T. Brandt & M. Woollacott), pp. 19–40, Arnold, London.

Patla, A.E. (1997) Understanding the roles of vision in the control of human locomotion. *Gait & Posture*, **5**, 54–69.

Patten, C., Lexell, J. & Brown, H.E. (2004) Strength training in persons with post stroke hemiparesis: Rationale, method and efficacy. *Journal of Rehabilitation Research Development*, **41** (3A), 293–312.

Paul, S., Ada, L. & Canning, C. (2005) Automaticity of walking-implications for physiotherapy practice. *Physical Therapy Reviews*, **10**, 15–23.

Perry, J. (1992) *Gait Analysis: Normal and Pathological Function*, 1st edn. Book states publisher, SLACK Inc., Thorofare.

Porter, R. & Lemon, R. (1993) *Corticospinal Function and Voluntary Movement*. Clarendon Press, Oxford.

Shumway-Cook, A. & Woollacott, M. (2007) *Motor Control Theory and Practical Applications*, 3rd edn. Lippincott Williams & Wilkins, Philadelphia.

Simoneau, G.G. (2002) Kinesiology of walking. In: *Kinesiology of the Musculoskeletal System: Foundations for Physical Rehabilitation* (ed. D. Neumann), Mosby, St. Louis.

Sorensen, K., Hollands, M. & Patla, A. (2002) The effects of human ankle muscle vibration on posture and balance during adaptive locomotion. *Experimental Brain Research*, **143**, 24–34.

Sullivan, K.J., Knowlton, B.J. & Dobkin, B.H. (2002) Step training with body weight support: Effect of treadmill speed on practice paradigms on poststroke locomotor recovery. *Archives of Physical Medicine and Rehabilitation*, **83**, 683–691.

Van de Crommert, H.W.A.A., Mulder, T.W. & Duysens, J.E.J. (1998) Neural control of locomotion: Sensory control of the central pattern generator and its relation to treadmill training. *Gait & Posture*, **7** (3), 251–263.

Visintin, M., Barbeau, H., Bitensky, N. & Mayo, N. (1998) Using a new approach to retrain gait in stroke patients through body weight support and treadmill training with partial body-weight support. *Stroke*, **29**, 1122–1128.

Wilson, J.D., Dougherty, D.D., Ireland, M.L. & Davis, I.M. (2005) Core stability and its relationship to lower extremity function and injury. *Journal of American Academy of Orthopaedic Surgeons*, **13**, 316–325.

Winter, D.A. (1995) Human balance and posture control during standing and walking. *Gait & Posture*, **3**, 193–214.

Yelnik, A., Kassouha, A., Bonan, I., et al. (2006) Postural visual dependence after recent stroke: Assessment by optokinetic stimulation. *Gait & Posture*, **24** (3), 262–269.

Zehr, E.P. & Duysens, J. (2004) Regulation of arm and leg movement during human locomotion. *The Neuroscientist*, **10** (4), 347–361.

7 上肢機能の回復

ジャニス・チャンピオン(Janice Champion)、
クリスチン・バーバラ(Christine Barber)
メアリ・リンチ・エラリントン(Mary Lynch-Ellerington)

はじめに

　多くの患者にとって上肢の機能的使用を回復することは、最大の挑戦の一つである。リハビリテーションにおいて移動や移乗に集中するために上肢の回復がおざなりになる場合は多い。ボバース概念では、上肢と下肢の回復において機能全般を最適化するため、身体の全領域の相互作用に重点が置かれる。この密接な相互関係のため、機能的回復に対する他の部位の影響を考慮せず各部位を個別に治療することはない。

　人間は、日常生活において上肢を用いて様々な活動を行うことができる。これらの活動には、身体の他の部位の安定性と関連させて手を最適な位置に置くことが含まれている。活動は、重い物を運んだりあるいはハンマーを使ったりするような力強さを要求されるものから、針で縫うような選択的な把握と巧緻性を要求されるものまで様々である。粗大な活動と巧緻な活動が境目なく連続的に入り混じって実施される場合もある。

　上肢は、我々個人が特定の環境に参加できるようにするための多くの機能を有している。上肢は、手で固定、把持または操作される対象物の方向に手を運ぶ。また手は、表面上に静止し、環境を探索し、身振りを示し、上肢や体幹とともに身体を支持することにも使われる（図7.1）。

　手は、手指の巧緻運動と熟練した操作をする能力を持つばかりでなく、環境についての広範囲な感覚情報を神経系へ送っている。そのため、身体図式を最新のものにし個人の姿勢定位を促通するために最も重要な役割を果たしている。不十分な感覚運動制御とそれによる手の学習性不使用が臨床的、機能的に及ぼす影響は甚大である。

　効率的な上肢機能には、身体から両上肢が自由に動くことと左右上肢が相互に独立して使われることが要求される。動的安定性は、局所的には身体の対側および両側の肩甲胸郭境界部において求められ、遠位部では骨盤と下肢において求められる。上肢機能の回復を追求するには、重要な感覚器官としての手の役割、姿勢定位における手と上肢、さ

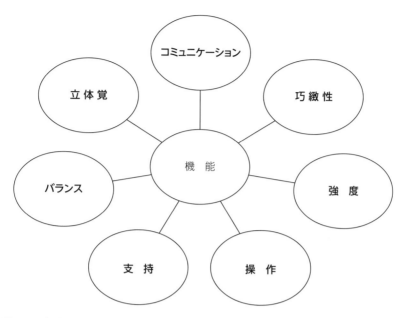

図7.1　上肢の機能

らには全身に必要とされる姿勢制御の総合的性質を考慮しなければならない。臨床推論過程では、（姿勢制御とバランスを担う）腹内側システムと、（手の選択的な目標指向運動を担う）背外側システムが、上肢の効率的機能を可能にするためにどのように協働しているかを考察する。すべての患者が完全に機能する手の潜在能力を持っているわけではないが、多くの人が様々な機能的活動の一部として協働し、援助し、順応する上肢の潜在能力を持つことを認識すべきである。完全に機能する手の潜在能力は、姿勢制御機構と関連し、一本の手指の制御のために損傷のない皮質脊髄システムが存在していることに大きく依存している。

上肢機能における姿勢制御の重要性

「我々はあの席まで歩いて行って、そしてパソコンを適切な位置に置かなければならない。言い換えると、我々の手指が最適に使いやすいように全身各部位が働いているのである。」

(Tallis 2003)

　様々な姿勢、特に坐位あるいは立位で行われる活動は、人間を抗重力的に支えるための身体筋組織の様々な活動を必要とする。近位部の安定性は上肢機能に必要であり(Edwards 2002)、逆に不安定性は機能中の上肢にストレスを与え（Kibler 1998; Magarey & Jones 2003)、上肢が身体から離れて動く自由を制限する。体幹の運動失調のある患者は、若干の機能的活動が達成できるように、上肢を身体に引き寄せ固定することで安定性を得ようと試みていると考えられる。このような固定戦略は、短期間においてはよいが、患者の上肢回復を最適化する潜在能力を探究する事には妨げとなるかもしれない。

　臨床的に、姿勢制御とバランスにおいて手で歩行補助具を使用する意味合いをよく考えることも重要である（第6章を参照）。歩行補助具を手で握り体重負荷を分割することで、手の巧緻性、立体覚、保護伸展反応とバランスに必要な上肢の自由度が阻害される可能性がある。これは短期的にも長期的にも上肢に影響する。歩行補助具の使用に通常伴う代償的でより屈曲した姿勢は、バランス戦略の効率性を減少させ、さらに上肢機能を妨害する。このため、上肢機能を最適化するために自立した歩行を改善することが重要な時期がある。

　胸郭上で肩甲骨が安定した、上部体幹と下部体幹の動的安定性によって、上肢を身体から離して動かし、手を自由にリーチすることができる。これは、コア安定性の重要性を根本的に実証している(Massion et al. 2004; Brown 2006)。ホッジス Hodges (1996)は下肢と体幹筋の両方が上肢のリーチの前に発火することを示した。臨床的には、セラピストは患者の身体から他動的に上肢を離すことにより患者を不安定にさせることは絶対行ってはならないが、上肢が動き身体から離せるよう、体幹の姿勢筋の発火を促す。

　体幹の深層筋は上肢が動く方向に関わりなく脊柱を安定させるために活性化されるが、より表層にある体幹筋は、上肢の動く方向によって活性化される筋が変化するものと思われる (Richardson 2002; Barr et al. 2005; Lee et al. 2005)。神経系は効率性のためにこの深層筋と表層筋の協働作用あるいは活性パターンを使用し (Kavcic et al.

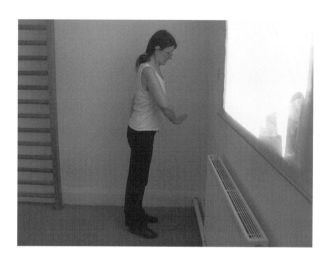

図7.2 不適切な先行随伴性姿勢調節(APAs)を伴う近位部の安定性の欠如は、手関節の伸展による遠位部の過度の持ち上げにつながる

2004; Barr et al. 2005)、上肢が動くことによって生じる偏移や動揺の予測において適切な体幹筋を自律的に動員する(MacDonald et al. 2006)。臨床的には、近位の体幹の安定性は手を前方に動かすときの肩の筋群に安定性の基盤を与えるため、これらの先行随伴性姿勢調節(APAs)によって、人はリーチしたときに上肢の軽さや労力なくリーチできることを感じる。図7.2は、非効率なリーチを行う患者を強調している。体幹の支持性を減らすよう準備することで大きな範囲の上肢運動が可能になることが、エビデンスにより裏付けられている(Michaelsen et al. 2006)。

胸椎の可動性は肩の活動の安定性基盤となり、手を使うための上部体幹の運動と上肢の定位に極めて重要である(Lee et al. 2005)。第4胸椎と第8胸椎の中間の胸郭起始部は大きな回旋運動範囲を持っていると考えられており(Willems et al. 1996)、肩甲骨は第2胸椎から第7胸椎に定位し(Levangie & Norkin 2001)、上肢機能に対して適切な安定性と可動性を与えるために正確な神経筋制御が必要とされる。従って、上肢機能の回復を考えるときには、肩複合体の力学に対する適切な胸郭アラインメントの影響を理解することが必要である。

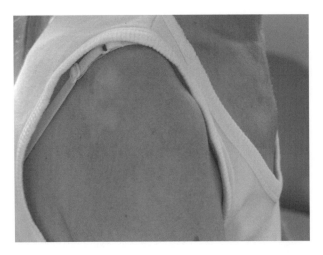

図7.3 右片麻痺患者の亜脱臼を起こした肩甲上腕関節。上腕骨頭と関節窩の調和が欠如しているために回旋筋腱板を選択的に活性化する能力の欠如がもたらされることが重点となる

肩複合体

　肩複合体は、多くの関節面、筋、靭帯、滑腋胞、関節包によって構成されている（Mottram 1997; Hess 2000）。肩複合体の運動性は、「すべての関節が協調し同期した運動に依存している」（Culham & Peat 1993）。肩甲上腕関節は、肩複合体における運動の中心であり（Hess 2000）、その解剖学的構造を通して肩複合体の可動域の最大の構成要素を担っている。肩甲上腕関節の運動が制御され、また上腕骨頭が関節窩内に納まって維持されるためには、効率的な神経筋活動、特に回旋筋腱板の作用が必要である。肩関節亜脱臼のある患者では、このメカニズムが障害されている（図7.3）。

　モートラム Mottram（1997）は効率的な運動について、身体の関節系、筋膜系および神経系が統合され協調した相互作用と説明している。神経系障害のある患者は、肩複合体の動的安定性に影響する筋活動と感覚や固有受容性認識の変化が低下しているものと考えられる。もし筋が活動的でなければ、そのシステムは筋紡錘とゴルジ腱器官からの求心性情報が奪われてしまう。

　肩甲上腕関節の安定性は、肋骨上の肩甲骨の位置、棘上筋の活性および上肢を体幹の横で静的に下ろしているときに緊張している関節包の上面に依存している。だが、上肢が体幹から離れるように動くときは、より活動的なコントロールが要求され、上肢と手を滞空させる目的で肩複合帯を安定的に支えるために、三角筋と回旋筋腱板が協調的に作用しなければならない（Basmajian 1981; Davies 2000; Morley et al. 2002;

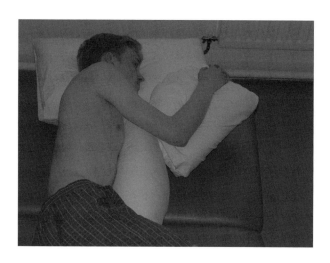

図7.4　安静時の外旋位での姿勢支持の例

Tetreault et al. 2004)。この動的安定性を与えている重要な筋は、棘下筋、棘上筋、肩甲下筋、小円筋である(Dark et al. 2007)。これらの筋の同期した収縮は、関節窩内で上腕骨頭の回転と滑りを可能にする圧縮力を作り出す。

　臨床的には、患者の肩複合体周辺の筋活動が減少している場合、そのアライメントを考慮することが重要である。主な治療目標は、患者自身の認識と上肢活動を改善することである。安静時も、洗体や更衣など身の回りの課題においても、肩複合体を注意深く位置付けてハンドリングすることで、上肢の運動の維持が促され、傷つきやすいこの領域の外傷が予防できる(第8章参照)。患者が体幹の安定する肢位に置かれているとき、例えば側臥位で静止する場合、上肢は不安定な体幹を支持するのではなく、枕の支えを受けることができる。(図7.4)。

肩甲骨

　胸郭上の肩甲骨の安静時肢位は個人によって異なり、例えば前屈みで「肩を丸める」場合などの姿勢によって影響を受け、また、坐位と立位などの姿勢の間にある背景的活動レベルの違いによっても影響を受ける。直立した体幹での肩甲骨の位置によって関節窩は上方、前方、外側に向き、これが上肢内転位を伴う肩関節が肩甲上腕関節の下方亜脱臼を防ぐという自動ロック機構を提供する(Basmajian 1981; Morley et al. 2002)という理論は、多くの研究者によって支持されている。頚椎と胸椎の姿勢は、肩甲骨の位置と可動性に強い影響を与え、その結果、肩甲上腕関節にも強い影響を与える(Culham &

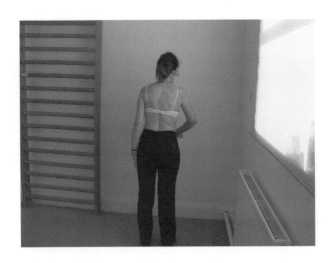

図7.5 適切なAPAsの欠如によるリーチパターンの機能不全

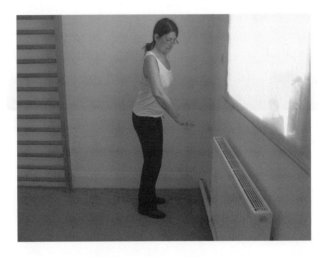

図7.6 リーチパターンの方向を変える方がより成功するが、患者はAPAsの制限に打ち勝つために股関節戦略を呈している

Peat 1993; Magarey & Jones 2003)。

　体幹の抗重力活動の減少が臨床的に及ぼす影響としては、肩甲骨のアラインメント喪失と肩甲上腕関節の不安定化が挙げられる。逆に、重く緊張低下した肩複合体は、効率的な体幹伸展を抑制し、その結果、APAsとバランスに悪影響を及ぼす。ある姿勢の構えから別の構えに移る間、ハンドリングで肩複合体のアラインメントを修正し活性化させることで、「負荷が軽くなる」ことによって姿勢活動を促通する。これは、急性期と亜急性期患者におけるポジショニングと緊張低下した上肢の支持にも適応され、より重要なこととし

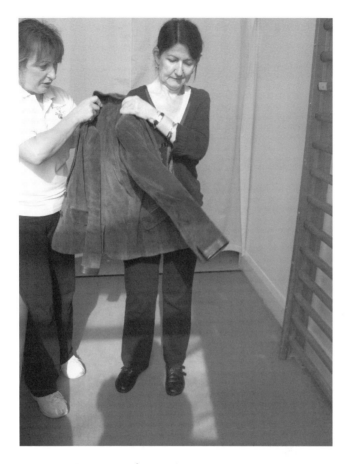

図7.7 より効率的な上肢のリーチパターンを機能的活動に統合する

て、体幹を枕やテーブルを用いて支持し、上象限の軟部組織や筋の牽引を減少させる。

　機能障害、例えば肩甲骨の筋組織の筋力低下は、肩甲骨安定性を変化させる結果、肩部機能の効率を損なわせ、遂行能力を低下させて患者を損傷させやすくする。(Voight & Thomson 2000)。肩甲胸郭関節の安定性は、その周囲の筋組織、特に僧帽筋と前鋸筋だけに依存しているのではなく (Mottram 1997; Voight & Thomson 2000)、大菱形筋、小菱形筋、肩甲挙筋にも依存している。これらの安定化筋は、上肢の運動に先立って肩甲骨を固定するために動員されなければならず (Mottram 1997; Voight & Thomson 2000)、動的安定性を維持しながら制御された可動性も提供しなければならない。適切な活性化の欠如により、効率的なリーチパターンを遂行する能力が損なわれる (図7.5)。しかし、運動の方向の変化はより適切な活動パターンを可能にし、そしてこの変化は有益な評価手段となる (図7.6)。環境に基づく課題練習を促通しながら、体幹で肩複合体の適切なアライメントを維持することにより、APAsの要求が作り出される。

これを日常の機能的活動に組み込むことが、キャリーオーバーに必要不可欠である（図7.7）。

　肩甲骨は挙上、下制、外転、内転、回旋など胸郭上を様々な方向に動くことができ(Mottram 1997; Voight & Thomson 2000)、この可動性は以下のために重要である。

- 運動中の肩甲上腕関節の調和を向上させる
- 肩峰が挙上することによって、上肢挙上時の小結節の挟み込みを防止する
- 肩関節の可動域を増大させる結果、手を遠くに伸ばすことができる
- 頭上での上肢の活動のために上腕骨頭の下に支柱を提供する

　患者による代償的運動戦略の反復的な使用は、肩複合体周囲の筋活動のバランスに影響し、上肢の機能的回復に悪影響を及ぼす。手を身体から離し始められるよう肩甲骨を安定させ、肩複合体内で上腕骨を動かせる関節可動域を増大させる相互関係を、肩甲上腕リズム(SHR)という。

肩甲上腕リズム

　肩甲上腕リズム(SHR)は、肩甲胸郭関節、肩甲上腕関節、肩鎖関節、胸鎖関節が統合されたものであり、これらの関節の協調された相互作用により肩複合体のスムーズな運動が生じる(Hess 2000)。姿勢制御と上肢機能に必要な運動パターンの効率的な協調性に関連するシステムが神経学的に損傷されると、その複雑さから、この領域の問題に取り組むことは特に難しくなる。1994年にインマンInmanによる研究にて、肩甲上腕関節に対する肩甲胸郭関節の運動は2対1の比率であることが提示された。すなわち、上肢挙上が90度であれば、うち60度は肩甲上腕関節の運動で30度は肩甲骨の運動ということになる。本章の始めで述べた通り、運動のための姿勢安定性の役割や、上肢の運動の可動域および修正における肩甲骨の役割を考慮することは重要である。体幹の代償運動、非効率的なリーチパターンの開始、肩甲胸郭関節の不十分な安定性あるいは可動性、筋活動パターンの変化、特殊な関節硬直など、セラピストが考慮すべき多くの影響がある。運動における年齢の影響が調べられた結果、関節の全可動域は年齢とともに減少するが、肩甲上腕リズムの比率は変化しないことが判明した(Talkhani & Kelly 2001)。重要なこととして、マクエイドとシュミット McQuade and Schmidt (1998)は、上肢に負荷がかけられると比率は4.5：1に変化し、肩甲骨がより大きな安定力を提供しなければなら

なくなることを発見した。このことは、神経障害を有する患者がなぜ上肢を重く感じるのかを説明している。すなわち、重い負荷の知覚を支えるために筋活動パターンが変わるのに伴って肩甲上腕リズムの変化を呈するのである。

　肩複合体における広い可動域を可能にするために肩甲骨が胸郭上を動かなければならないため、胸郭のアライメントも考慮する必要がある。胸椎の後弯あるいは広い胸郭の後面はこの大きな可動域に影響し、ひいては肩甲骨の動的安定性に影響する。

　肩甲上腕リズムは、肩甲骨周囲筋群の調和した相互作用を必要とする。これは、関節や身体部位の運動または肢位を制御する協働筋群の偶力によって特徴づけられ（Kibler 1998; Voight & Thomson 2000）、関節窩と上腕骨頭との間で最大限の適合性を維持している。肩甲骨の安定化に、前鋸筋と協働する僧帽筋上部線維、下部線維、菱形筋の偶力を必要とし、上肢が挙上されると、僧帽筋下部線維および前鋸筋が僧帽筋上部線維および菱形筋と協働して作用する。臨床的には、この筋群の活性化と強化に特化して

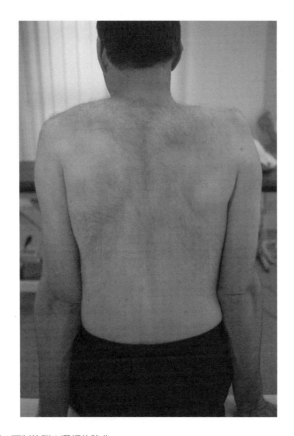

図7.8　肩の下制筋群の選択的強化

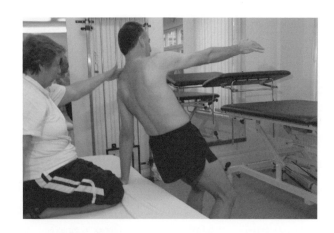

図7.9 肩の安定筋群の選択的強化

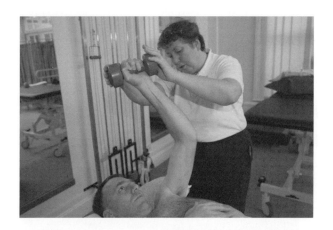

図7.10 肩甲骨安定性のための前鋸筋と僧帽筋下部線維の選択的活性化

働きかけることが極めて重要である(図7.8〜7.10)。

　神経障害患者において、筋緊張と協調性の変化は、可動域を制限しうる肩甲上腕リズムの障害を招き、重大なこととして、リハビリテーションに悪影響を及ぼす肩関節痛の原因のひとつとなる(Roy et al. 1994, 1995)。

ファンクショナルリーチ(機能的上肢到達)

　一方の手で他方の上肢の下を洗うときなど、手を直接使う目標がないまま上肢が身体から離れるときもあるが、上肢の運動の多くは手を対象物に向かって動かしたり、手を使って

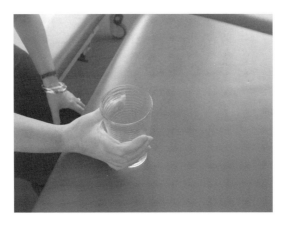

図7.11 肩の近位の安定性を活性化するために必要な手関節の適切な活性化無しにグラスを持ち上げようと試みる患者

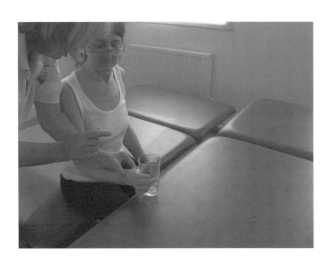

図7.12 患者がグラスを持ち上げられるよう手関節を安定させるための手関節伸筋群の活性化を促通するため、固有受容感覚の入力を与えるセラピスト

指差し、身振りまたは注意を引いたりする。

　課題が指差しならば、上肢のすべての分節は1つのユニットとして制御される（Shumway-Cook & Woollacott 2007）。だが、課題がリーチと対象物の保持ならば、手は他の上肢分節とは独立してコントロールされる。このため、リーチと把握は、輸送期と把握期という2つの構成要素に分けられる。これら2つの構成要素は調和して起こり、異なった神経機構によって制御されるものと思われる。赤核脊髄路と網様体脊髄路は、リーチに関連してより近位部の運動を制御しているのに対し、皮質脊髄路は手の操作の制御に必要である可能性が、複数のエビデンスにより示唆されている（Kandel et al.

2000)。しかし、赤核脊髄システムを介した手関節および中手指節関節の伸展の活性化は、リーチ自体よりむしろ把握のためのリーチのような課題指向型活動において重要な役割をしていることがエビデンスにより示唆されている（Van Kan & McCurdy 2000）。手関節の構成要素の活動が増加すると肩の安定性がより大きく促通される（図7.11および7.12）。また、把握に高いレベルの巧緻性が要求されるとき、手と前腕から肩の筋肉組織への反射連結が明白であることも示されている（Alexander et al. 2005）。このため、把握する対象物の選択は、心理的機能だけでなく特別な筋の活動パターンによるものである。

対象物の位置

視覚は、対象物の位置と適切な運動プログラムの選択において重要な役割を果たしている。対象物のパラメーターがはっきりすればするほど手のプレシェイピング（pre-shaping）が正確になるため、図と地の影響は特に重要である。焦点が最適となる中心視野内の対象物にリーチする課題であれば、両眼の運動は対象物の位置を定めることのみである。

対象物が周辺視野にある場合は、正確なリーチのために頭頚部と眼球の運動によって対象物の位置を定める。従って、もし肩と頚部の運動の構成要素が障害されている場合、対象物の位置を定めるために、例えば視覚のために体幹を回旋するなどといった代替的な戦略が使われる。ひとたび対象物の位置が定められ運動プログラムが選択されれば、視覚はもはやリーチ遂行に必須ではなくなる(Santello et al. 2002)。だが、視覚がなければ、対象物に向けての手のアプローチはゆっくりとしたものになる。

リーチ

対象物に向けての手の軌道は常に相対的に直線的であるが、この効率性を達成するために上肢の様々な関節の回旋が同時に起こらなければならない(Kandel et al. 2000)。もし上肢の各分節に運動制限があると、直線的な軌道は妨害され、結果的に課題を達成することが不可能となるか、あるいは不器用な実行または代償戦略の使用が及ぼされる。肘関節と近位・遠位橈尺関節を含む上肢のすべての関節の注意深い評価が必要である。

リーチ、把握、操作が効果的になるために、手は対象物に向けて正確に動かされなければならない。手を対象物に向かって動かす上での重要事項は、肩と肘の両方の安定性のために上腕三頭筋の選択的な活動を得ることである。上腕二頭筋と上腕三頭筋の相反

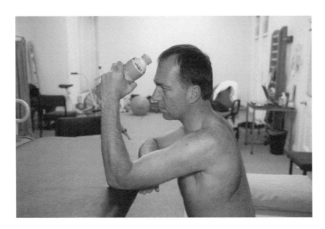

図7.13 肩の安定性と肩甲骨セッティングに影響を及ぼすための、上腕二頭筋と上腕三頭筋の選択的強化と同時活性化

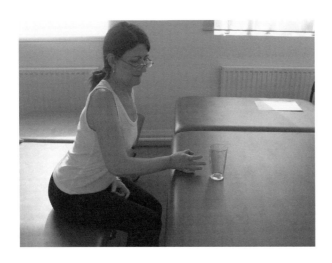

図7.14 適切なリーチパターン達成が不可能。患者はリーチ範囲到達のために体幹を偏移させている

的活動はリーチの制御のために必要不可欠で、また強化された肩甲骨セッティングが必要とされる（図7.13）。対象物の位置を定めた後、手を対象物に動かすための適切な運動プログラムが選択される。運動が開始される前に組織化されるこれらの運動指令セットによってすべての運動構成要素が制御される（Kandel et al. 2000）。よって、上肢が対象物にリーチする前に、選択された運動が体幹部のAPAsと協働する。もしこれらの利用が容易でなければ、患者は別の戦略を見つけるであろう（図7.14）。

　把握のためのリーチにおいて、リーチパターンの初期から手は開き始めており、実際、対象物を見てから運動を開始するまでの600m/s以内に、手の筋肉組織を活性させる皮質

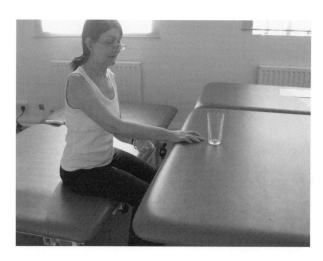
図7.15　手を置くことで肩の安定性が改善される

脊髄路ニューロンの興奮が始まることが発見された（Castiello 2005）。従って、臨床的には手関節および手の活動とリーチパターンの促通を協調させることが重要である。様々な病変部位を有する不均一な患者グループにおいて、リーチと把握の時間的協調性が概ね保たれていることが判明した（Michaelsen et al. 2004）。

　対象物／表面に向かって動いている手の軌跡、スピード、加速および減速は、上肢からの特定の感覚入力無しに調整される。しかし、いったん手が表面に接触したら、求心性情報が運動パターンを修正するためのフィードバックを与え、運動の効率性と正確性が繰り返し改善される（図7.15）。臨床的には、様々な対象物にリーチする練習機会を与えることは、様々な空間的な協調性を必要とするため重要である。輸送期の速度は変化し、最初加速した後、対象物に近づくときに減速し、そのときに把握のためのプレシェイピングを伴う期間が発生する。「把握のためのリーチ」の加速期は減速期に比べて短いが、「指差しするためのリーチ」では加速期の方が長い（Jeannerod 1999）。もし課題が対象物を指差しするよりむしろ叩くことを要求する場合、対象物が比較的速いスピードで叩かれるとき、加速期は再び長くなる。課題の選択は輸送期に影響するため、このことは臨床設定において重要である。

　リーチは強い認知的構成要素を持つため、治療において検討されるべきである。個人はまず動くことを動機付けされる必要があり、その後、課題自体や課題の遂行される背景など、課題に要求される構成要素を認識する必要がある。例えば、優れた庭師が植物を剪定するためのリーチは、段階付けられた精密な把握とコントロールされた移動を姿勢制御の背景で行うことの必要性を認識することが求められる。

体幹と上肢の協調性は、多様な機能的状況において効率的なリーチを可能にする上で、きわめて重要である。リーチの制御に影響を及ぼす体幹のフィードフォワード姿勢調整は、身体姿勢、速度、対象物の質量と状況を含む様々な因子により影響を受ける（Urquhart et al. 2005）。臨床的には、病理学的損傷によって主に影響を受けている神経システムと比較的無傷で残存している神経システムを明確に区別することが重要である。これには臨床推論過程に基づく。

熟練した把握

進化によって、高度に精錬された複雑な感覚運動の道具であって重要な感覚情報源を脳に提供する、5本の手指の協調性が創造された。人間の手の皮質再現は非常に広く複雑である（Kandel et al. 2000; Nudo 2006）。手の機能を支える皮質脊髄システムは、その機能的使用を密に支える姿勢制御システムとは明白に異なる。

皮質脊髄システムは視床、背外側前頭前野、帯状回、辺縁系、頭頂皮質などの脳の多くの主要な感覚運動統合領域から形成されている。これらすべてが、機能的課題の構成要素の観念化と創造を発展させる役割を持っている。そのため、このシステムは発散と収束の原理によって稼働し、脳から大量の感覚情報を受け取って、脊髄の比較的小さい領域へ運び、そして、小さいが非常に重要な手の内在筋と呼ばれる筋肉器官領域に投射される。皮質脊髄システムは、主として運動の役割を持つと以前は考えられていたが、上肢の治療と機能回復において特に重要な感覚の構成要素である（Kandel et al. 2000）。これらの領域への損傷は、臨床的には以下のような分野の障害をもたらす。

- 熟練した運動
- 立体覚
- 身体図式
- 知覚
- 環境の探索
- コミュニケーション
- 情緒的な表現

手からの求心性情報は主として、フィードフォワード姿勢制御に不可欠な身体図式の発達に貢献し、特に開放性および閉鎖性の両方の連鎖活動において手を使用するための姿勢の構えを作り出すことに貢献している。この情報は、ジグソーパズルのピースのよう

に細分化された刺激の個々の様式として脳に送られ、完全な1枚の絵のように構成されなければならない。握られた対象物の機能的な使用のために、肘、前腕、手の運動の構成要素も考慮しなければならない。

手のプレシェイピングはリーチの間に起こる（Jeannerod 1999）。この過程はリーチ開始時に始まり、その結果として手が正確に定位され、対象物の形状や取り組む課題によって影響される（Shumway-Cook & Woolacott 2007）。母指の選択的な外転と伸展を伴う手関節の選択的背屈は、手の形を作るために必要な安定性に欠かせない構成要素である(Rosenkrantz & Rothwell 2004)。

把握の際の手の開きは、リーチの加速相で増加し把握する対象物の大きさよりも広く開き、それから手が対象物に近づくにつれて狭くなる。身体の静止に関連して手で適切な姿勢安定性を動員して、対象物への接触を制御する能力は、治療の重要な目標である。視覚に頼り過ぎずに対象物との適切な感覚相互作用を実現する能力を得ることが特に重要である。熟練した活動の多くは両手が協調的に働くことを必要とする。両手は様々な課題を遂行しながら連携し、多くの場合、一方の手で対象物を固定しながらもう片方の手で操作する。これは治療設定を考慮する際に重要であり（Rose & Winstein 2004）、正中線定位と適切な両上肢間の協調性、機能的設定における活動パターンの再練習に関しては特に重要である。

神経学的および非神経学的な側面が、把握される対象物の輪郭を確認する手の能力を減少させる場合がある。把握活動の間、求心性フィードバックは対象物を握る力、重さ、肌触り、構造を評価している。フィードフォワード機構は、選択的把握のために入手した情報を組織化する。例えば、冷蔵庫の中の湿った冷たいミルク瓶を視覚的に認識すると、冷感覚の衝撃に備えるためだけでなく、湿った瓶が指から滑らないようさらにコントロールされた把持の必要性に備えて、感覚受容器が準備される。速度や手指の配置などの把握特有の計画は、把握動作が従う意図された目標（Ansuini et al. 2008）、並びに、対象物の予測重量および質量中心（Lukos et al. 2007）によって決定されることを示唆するエビデンスがある。

肘関節および橈尺関節は、課題に対する手の定位において重要な役割を果たす。機能的には、手が飲み物を飲むときにグラスを保持する安定性を要求される一方、橈尺関節はグラスを口に運ぶための運動パターンになるように回旋する。そして、飲むためにグラスを傾ける必要があり、前腕がさらに安定性を提供する一方で、手と手関節が回旋する。

手

「手は眼以上にいくつかの有利な点があり、暗闇でも触って分かるし、丸みを帯びた角も分かる。最も重要なことは環境をただ観察するのではなく、環境と相互に作用できることである。」

(Napier 1980)

　手に関連する活動が単独で起こることは稀である。それらの活動は、車を運転したり、楽器を演奏したり、シャツのボタンを留めたりといった、認知制御、知覚制御、姿勢制御を要する別の課題と連携して起こる。手の運動は、個人の特殊な特性によってのみ形成されるのではなく、達成される課題と環境によって形成される（Shumway-Cook & Woollacott 2007）。例えば、ホワイトボードに字を書くときの把持の選択は、マーカーの形と大きさによって決まり、上肢の挙上角度はホワイトボードに対する個人の相対的な背の高さによって決まるのに対し、机上の紙に同じ単語を書くときは異なる運動要素が必要となる。

　脳損傷後の手の機能回復には以下のことが必要となる。

- 特異性
- 強さ
- セラピストと患者両方の動機付け
- 豊富で目新しい環境
- 様々な練習の機会

手の早期治療と管理

　リハビリテーションの初期段階で起こることは、長期的な潜在能力に大きく影響すると信じられている（SUTC 2001）。初期の感覚障害あるいは不使用などの二次的な運動活動の減少による感覚の減少は、フィードバックを減少させる（Taub 1980）。 非麻痺側上肢抑制療法は、学習性不使用の理論に基づいている。神経学的損傷後の回復初期段階において、患者は非麻痺側上肢をより多く使用したり異なった使い方をしたりすることで、障害された上肢の喪失を代償し始める。このような行為の変化は、非麻痺側と比較して

麻痺側上肢と手の使用が困難であることによって増大する。もし非麻痺側の上肢使用が抑制され、麻痺側の上肢が機能への参加に挑めば、運動行動は変化する(Taub et al. 1994; Grotta et al. 2004)。これも、ボバース概念を用いた適切な治療を設計する上で重要な要素である。麻痺側の身体部分の運動制御に焦点を当てるため、代償的な身体部分が邪魔にならないよう安定化されることが多い。行動を治療外の世界に適応させる方法を患者に教えることは、リハビリテーションの絶対必要な部分である。学習性不使用は、神経学的障害において多くみられる続発症状であり、立体覚、操作、巧緻性の喪失は回復が最も難しい。

　早期リハビリテーションは全身を考慮すべきだが、上肢を犠牲にして移動に焦点が当てられることが多い。リハビリテーション過程の開始時点から、上肢および手の治療と管理は絶対に必要である。空間での定位を促し、視野内で容易に配置できるような位置に患者の手が置かれるよう、初日から患者の上肢をよい姿勢にして活性化すべきである。手の位置は、手のアーチ／姿勢的枠組みに従い、手の機能的範囲を維持しなければならない。手の姿勢欠如は、手の内在筋の興奮の欠如に直接関連し、それは筋力低下につながる。このため、神経系障害患者に見られることの多い屈曲姿勢が、手を制御する外在筋の活動増加によって作り出される。

　支持面に対する手の定位の変化は、可動域の維持を促通する。手の即時的な感覚環境を頻繁に変化させることで新しい経験を与えることができる。これには、しっかりとしたハンドリングと対比材料との接触が含まれる。もし機能的回復の明白な兆候があれば、感覚刺激の体系的なプログラムを提供し、麻痺した手の認識を強めることは非常に重要である。初期における触覚の局在化と二点識別感覚の回復は非常に好ましく、立位や移動のためのリーチの促通における手の活性化を含めるよう、治療プログラムの方向性を変更する必要があるかもしれない。

　手を洗うなどの日常的な活動中に、手を適切かつ特殊に方向づけるハンドリングを行うことで、患者の感覚経験を強化するべきである。血縁者や介助者を含むリハビリテーションチームのすべてのメンバーが、患者の感覚運動の機会を積極的に促進する上で重要な役割を果たす(第8章参照)。

手の評価

　すべての患者が神経学的病態後の手の機能を回復できるわけではなく、それには多くの理由があることを認識しておくべきである。特に、脳内での感覚運動統合と皮質脊髄

システムを提供する領域での加重（summation）に損傷を受けた場合は不可能である。障害を克服するために必要な集中的治療に適切な患者を選択するため、正確な評価が要求される。外在性の手関節屈筋群の伸張をなくすことによってその影響を減らすと、感覚の評価が最適に実施できる（図7.16）。触覚の局在化と二点識別感覚は立体覚と操作

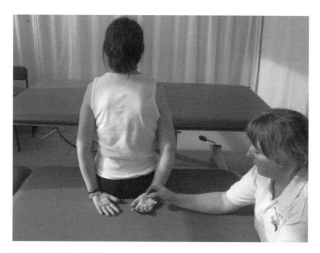

図7.16　接触の局在化の評価

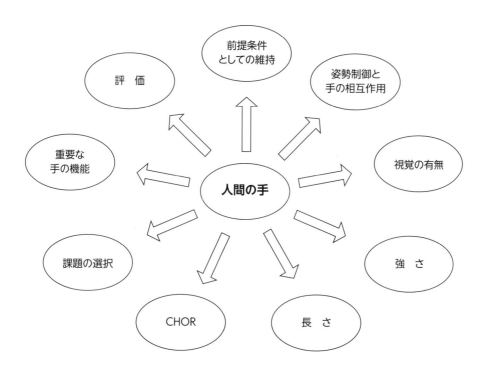

図7.17　手の機能の回復のための構成要素

の基本であるため、評価と治療の過程の基礎になるものである。しかし、感覚検査によって正確な所見が得られる前に、手への刺激が必要かもしれない。

図7.17は、考慮を要する手の様々な構成要素を示している。加えて、以下の評価の側面を含めるべきである。

- 刺激と活性化を通して、手の接触定位反応（CHOR）を作り出す能力（Denny-Brown 1966）
- 手の機能のための姿勢の構成要素を評価するための、坐位から立位（STS）の自立
- 上肢における非神経学的変化の状態
- 内在筋群の萎縮の存在

手の接触定位反応

CHORは、手と物の表面との摩擦性接触で、これにより手は機能的な役割を開始することができる（Porter & Lemon 1995）。CHORの維持は、リハビリテーション過程で1日目から考慮すべき重要な構成要素である。CHORは以下のことを促通する。

- 正中線定位
- バランス補助としての「軽いタッチの接触」（Jeka 1997）
- 上肢支持と上肢への荷重
- 一側上肢の選択的な手関節、肘関節および肩関節運動に必要な姿勢安定性
- 正中線交叉した対側上肢の課題

手の接触定位反応の維持と使用によって、例えば、急性期患者の坐位からの立ち上がり準備が促通される（図7.18）。

手の内在筋の選択的強化トレーニング

人間の手は力強く器用である。すでに述べられている通り、機能回復の促進において、以下に挙げる強度の役割を認識することが重要である。

7. 上肢機能の回復

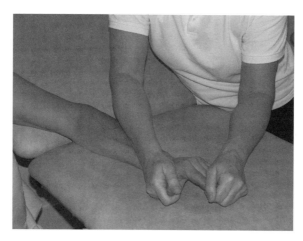

図7.18 急性期の片麻痺患者にCHORを得させることによる、坐位からの立ち上がりの準備

- 加重と統合をもたらす感覚刺激
- 運動の選択性、巧緻性および握力のための手の主要な筋群の強化トレーニング
- できるだけミスのない誘導された練習。練習の強度は、患者、介助者およびセラピストに対する適切な動機付けが基本となることが研究エビデンスにて示されている（Winstein et al. 2003; Kwakkel et al. 2004）。課題は構造化され、関連性があり、日常生活の一部であることが必要である。
- 練習は場合によって、外的刺激のプログラムと心的イメージによって補強される必要がある。

　心的イメージは、患者の「自己治療」時間を大幅に増加させることができる。患者はセラピストとともに治療現場で過ごす時間に頼らなくとも、リハビリテーション過程を超えての自主性を動機付けられれば、いつでもどこでも安全に練習することができる。感覚運動皮質は運動のイメージと実行に関係しており、身体の反復練習と同様の可塑的変化を運動システムにもたらすことができるため、運動イメージを持つだけでも神経回路の調整を促進するのに十分である（Jackson et al. 2003; Braun et al. 2007）。従って、運動イメージを持つことはリハビリテーションにとって運動スキルを練習するのに優れた方法である。ユウとコールYue and Cole（1992）は、イメージ化した筋力トレーニングを通して筋力が増加すると報告しており、ロジャーRoger（2006）は、集中的な身体トレーニングと同時にイメージが用いられる場合にパフォーマンスが改善することを示した。

　教育を受けテクニックに精通している患者は概ね自分で正確に練習できる傾向にあるた

め、彼らにはこの練習プログラムと共に多職種チームによる24時間継続サポートが必要である(Braun et al. 2007)。

　手の内在筋である虫様筋と骨間筋は、手の形成と把握の強さに貢献する。手内在筋群によってもたらされる姿勢安定性が、個々の手指の運動の基礎になる。小指球と母指球の隆起を形成する筋群は、機能的活動のための様々な把握および姿勢を作り出すために同期してあるいは非同期に作用する。つまみ(Pincer grip)や握力把持(power grip)には、小指外転筋、第一背側骨間筋、母指外転筋、長母指伸筋、長母指屈筋の重要な筋制御が関連している。母指の筋組織の強化は、手の機能と前腕の回外と回内運動の両方のために不可欠である。これらの構成要素は、手関節の能動的背屈と課題練習への発展に取り入れられるべきである。治療の例として図7.19～7.25に見られるように手内在筋の特定の活性化を通して手の形成を得る事ができる。

　強化プログラムと結びつけながら様々な速度(speed)や機敏性(velocity)の筋活動を適切に繰り返すことを考慮しなければならない。活動を促通し、課題練習に組み込まれる可動域を改善するために治療的ストレッチが必要となる場合がある。課題の選択は患者に合わせて変えなければならない。

　課題を自らの考えを基に内因的に始めるのか、外部刺激(物をキャッチするなど)に反応して外因的に始めるのかを検討することが重要である。

　課題の選択に関して考慮すべきいくつかの重要な側面を以下に挙げる。

- 有益な運動の構成要素と手の筋力
- 支持的な姿勢制御の構成要素
- 代償活動を防ぐための運動の自由度の限定と拘束
- 対象物の大きさ、形、重さ
- リーチ活動におけるフィードフォーワードと形成のための視覚
- 立体覚と操作練習のための視覚の剥奪
- 図と地を含む構造化された環境
- パフォーマンスの改善と動機付け増加のための言語的指示と手を使っての誘導

　要約すると、選択的強化トレーニングの基礎となる主要な3領域がある。すなわち、患者の選択、練習の強度、課題の選択である。

7. 上肢機能の回復

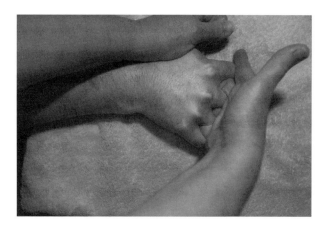

図7.19　虫様筋の特殊な活性化

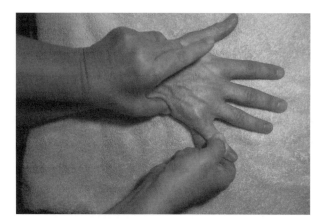

図7.20　小指外転筋の特殊な活性化

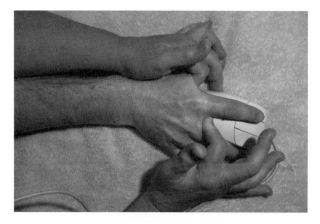

図7.21　示指の運動のための第一背側骨間筋の特殊な活性化

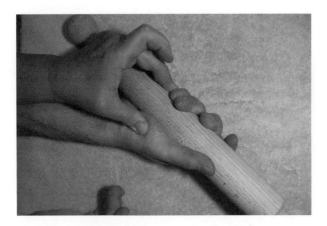

図7.22 握力のために母指球筋群を強化する

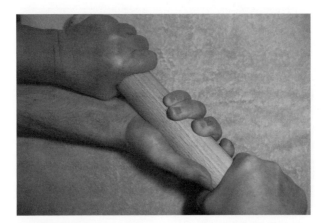

図7.23 機能の中での強化

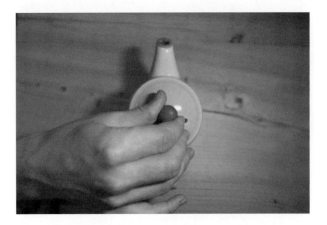

図7.24 機能の中での精密把持(precision grip)

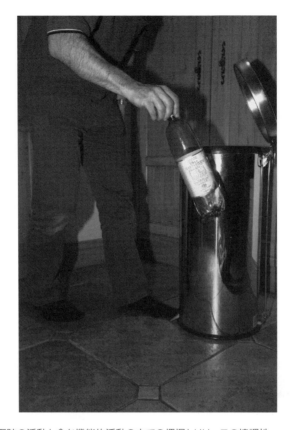

図7.25　下肢の活動も含む機能的活動の中での把握とリリースの協調性

まとめ

　本章では、ボバース概念を用いて上肢の機能回復に対処する方法の概観について述べた。二足直立位に固有の不安定性と上肢の固定戦略の使用により、これは特に難しい分野である。適切なAPAsを促通することにより、機能を遂行するために上肢を自由にする能力に著しい影響を与えることができる。姿勢制御と機能的なリーチの間のバランスが効果的に扱われなければ、上肢機能回復の潜在能力を最大限引き出すことはできない。システムの理解を含め、運動制御と機能回復の関連性が強調されている。確立された定型的活動パターンがこの過程をどのように阻害するのかを理解することが不可欠である。手から特別に受け取られる求心性情報の重要性は、身体認識の改善における重要な構成要素である。

神経学的患者の上肢機能改善に示唆を与える多くの研究領域があり、これらは各個人の背景においてだけでなく、運動の神経系制御の理解について得られるまたは得られない利益との関連性の中でも考慮される必要がある。

重要な学習ポイント

- 安静時の身体と上肢の協調した相互作用が上肢機能回復の潜在能力を最大限引き出すために必須であることの理解
- 姿勢制御と目標指向型上肢活動および特に適切な目標選択との関連性の理解
- 近位および遠位相互作用と神経系の基礎のために必要な運動構成要素の特定
- リハビリテーションのあらゆる段階での活動と感覚の関連性の重要性
- 手の学習性不使用の回避と克服
- リーチ、把握、操作のリハビリテーションは機能的課題内での練習を必要とする。
- 課題を最大限に利用し修正するための環境の利用
- 手の内在筋の活動は手指の運動の安定性を与える。

参考文献

Alexander, C.M., Miley, R. & Harrison, P.J. (2005) Functional modulation of shoulder girdle stability. *Experimental Brain Research*, **161**, 417–422.

Ansuini, C., Giosa, L., Turella, L. et al. (2008) An object for an action, the same object for other actions: Effects on hand shaping. *Experimental Brain Research*, **185** (1), 111–119.

Barr, K.P., Griggs, M. & Cadby, T. (2005) Lumbar stabilization: Core concepts and current literature, Part 1. *American Journal of Physical Medicine and Rehabilitation*, **84**, 473–480.

Basmajian, J.V. (1981) Biofeedback in rehabilitation: A review of principles and practices. *Archives of Physical Medicine and Rehabilitation*, **62**, 469–475.

Braun, S.M., Beurskens, A.J., Kroonenburgh, S.M., Demarteau, J., Schols, J. & Wade, D.T. (2007) Effects of mental practice embedded in daily therapy compared to therapy as usual in adult stroke patients in Dutch nursing homes: Design of a randomized controlled trial. *BMC Neurology*, **7** (34). DOI: 10.1186/1471-2377-7-34.

Brown, T.D. (2006) Getting to the core of the matter. *Strength and Conditioning Journal*, **28** (2), 1524–1602.

Castiello, U. (2005) The neuroscience of grasping. *Nature Review Neuroscience*, **6**, 726–736.

Culham, E. & Peat, M. (1993) Functional anatomy of the shoulder complex. *Journal of Sports Physical Therapy*, **18** (1), 342–350.

Dark, A., Ginn, K. & Halaki, M. (2007) Shoulder muscle recruitment patterns during commonly used rotator cuff exercises: An electromyographic study. *Physical Therapy*, **87** (8), 1039–1046.

Davies, P. (2000) *Steps to Follow: The Comprehensive Treatment of Patients with Hemiplegia*, 2nd edn. Springer Verlag, Berlin, Heidelberg, and New York.

Denny-Brown, D. (1966) *The Cerebral Control of Movement*, pp. 34, 110, 315, Liverpool University Press, Liverpool.

Edwards, D.F. (2002) An analysis of normal movement as the basis for the development of treatment techniques. In: *Neurological Physiotherapy* (ed. S. Edwards), pp. 35–67, Harcourt Publishers Limited, Edinburgh.

Grotta, J., Noser, E., Ro, T., et al. (2004) Constraint-induced movement therapy. *Stroke*, **35** (supp1), 2699–2701.

Hess, S. (2000) Functional stability of the glenohumeral joint. *Manual Therapy*, **5** (2), 63–71.

Inman, V.T., Saunders, J. & Abbott, L. (1944) Observations on the function of the shoulder joint. *Journal of Bone and Joint Surgery*, **26A**, 1–30.

Jackson, P.L., Lafleur, M.F., Malouin, F., Richards, C.L. & Doyon, J. (2003) Functional cerebral reorganization following motor sequence learning through mental practice with motor imagery. *Neuroimage*, **20**, 1171–1180.

Jeannerod, M. (1999) Visuomotor channels: Their integration in goal directed prehension. *Human Movement Science*, **18**, 201–218.

Jcka, J.J. (1997) Light touch contact as a balance aid. *Physical Therapy*, **77** (5), 476–487.

Kandel, E.R., Schwartz, J.H. & Jessel, T.M. (2000) *Principles of Neural Science*, 4th edn. McGraw-Hill, New York.

Kavcic, N., Grenier, S. & McGill, S. (2004) Determining the stabilizing role of individual torso muscles during rehabilitation exercises. *Spine*, **29** (11), 1254–1265.

Kibler, W.B. (1998) The role of the scapula in athletic shoulder function. *The American Journal of Sports Medicine*, **26** (2), 325–337.

Kwakkel, G., van Peppen, R., Wagenaar, R.C., et al. (2004) Effects of augmented exercise therapy time after stroke: A meta-analysis. *Stroke*, **35**, 2529–2539.

Lee, L., Coppieters, M.W. & Hodges, P. (2005) Differential activation of the thoracic multifidus and longissimus thoracis during trunk rotation. *Spine*, **30** (8), 870–876.

Levangie, P. & Norkin, C. (2001) *Joint Structure and Function: A Comprehensive Analysis*, 3rd edn. F.A. Davis, Philadelphia.

Lukos, J.R., Ansuini, C. & Santello, M. (2007) Choice of contact points during multidigit grasping effect of predictability of object centre of mass location. *Journal of Neuroscience*, **27** (14), 3894–3903.

MacDonald, D.A., Mosley, L.G. & Hodges, P.W. (2006) The lumbar multifidus: Does the evidence support clinical belief? *Manual Therapy*, **11**, 254–263.

Magarey, M.E. & Jones, M. (2003) Dynamic evaluation and early management of altered motor control around the shoulder complex. *Manual Therapy*, **8** (4), 195–206.

Massion, J., Alexandrov, A. & Frolov, A. (2004) Why and how are posture and movement coordinated? *Progress in Brain Research*, **143** (2), 13–27.

McQuade, K. & Schmidt, G. (1998) Dynamic scapulohumeral rhythm. *Journal of Sports Physical Therapy*, **27** (2), 125–133.

Michaelsen, S.M., Dannenbaum, R. & Levin, M. (2006) Task-specific training with trunk restraint on arm recovery in stroke. *Stroke*, **37**, 186–192.

Michaelsen, S.M., Jacobs, S., Roby-Brami, A. et al. (2004) Compensation for distal impairments of grasping in adults with hemiparesis. *Experimental Brain Research*, **157** (2), 162–173.

Morley, A., Clarke, A., English, S., Helliwell, S. (2002) Management of the subluxed lowtone shoulder: Review of the evidence. *Physiotherapy*, **88** (4), 208–216.

Mottram, S. (1997) Dynamic stability of the scapula. *Manual Therapy*, **2** (3), 123–131.

Napier, J. (1980) *Hands*. George Allen and Unwin, London.

Nudo, R.J. (2006) Mechanisms for recovery of motor function following cortical damage. *Current Opinion in Neurobiology*, **16**, 638–644.

Richardson, D. (2002) Physical therapy in spasticity. *European Journal of Neurology*, **9**, 17–22.

Rogers, R.G. (2006) Mental practice and acquisition of motor skills: Examples from sports training and surgical education. *Obstetrics and Gynecology Clinics of North America*, **33**, 297–304.

Rose, D.K. & Winstein, C.J. (2004) Bimanual training after stroke: Are two hands better than one? *Topics in Stroke Rehabilitation*, **11**, 20–31.

Rosenkrantz, K. & Rothwell, J.C. (2004) The effect of sensory input and attention on the sensorimotor organisation of the hand area of the human motor cortex. *Journal of Physiology*, **561** (1), 307–320.

Roy, C., Sands, M. & Hill, L. (1994) Shoulder pain in acutely admitted hemiplegics. *Clinical Rehabilitation*, **8**, 334–340.

Roy, C., Sands, M., Hill, L., Harrison, A. & Marshall, S. (1995) The effect of shoulder pain on outcome of acute hemiplegia. *Clinical Rehabilitation*, **9**, 21–27.

Santello, M., Flanders, M. & Soechting, J.F. (2002) Patterns of hand motion during grasping and the influence of sensory guidance. *Journal of Neuroscience*, **22** (4), 1426–1435.

Shumway-Cook, A. & Woollacott, M. (2007) *Motor control: Translating Research into Clinical Practice*, 3rd edn. Lippincott Williams and Wilkins, Philadelphia.

Stroke Unit Trialists Collaboration (SUTC) (2001) Organised inpatient (stroke unit) care for stroke. *The Cochrane Database of Systematic Reviews*.

Talkhani, I.S. & Kelly, C.P. (2001) Movement analysis of asymptomatic normal shoulders: A preliminary study. *Journal of Shoulder and Elbow Surgery*, **10** (6), 580–584.

Tallis, R. (2003) *The Hand: A Philosophical Inquiry into Human Being*. Edinburgh University Press, Edinburgh.

Taub, E. (1980) Somatosensory deafferentation research with monkeys: Implications for rehabilitation medicine. In: *Behavioural Psychology in Rehabilitation Medicine: Clinical Applications* (ed. L. Ince), pp. 371–401, Williams and Wilkins, Baltimore.

Taub, E., Crago, J.E., Burgio, T., et al. (1994) An operant approach to rehabilitation medicine: Overcoming learned non-use by shaping. *Journal of the Experimental Analysis of Behaviour*, **61**, 281–293.

Tetreault, P., Krueger, A., Zurakowski, D. & Gerber, C. (2004) Glenoid version and rotator cuff tears. *Journal of Orthopaedic Research*, **22** (1), 202–207.

Urquhart, D.M., Hodges, P.W. & Story, I.H. (2005) Postural activity of the abdominal muscles varies between regions of these muscles and between body positions. *Gait and Posture*, **22**, 295–301.

Van Kan, P.L.E. & McCurdy, M. (2000) Role of primate magnocellular red nucleus neurons in controlling hand during reaching to grasp. *The Journal of Neurophysiology*, **85**, 1461–1478, www.jn.physiology.com.

Voight, M. & Thomson, B. (2000) The role of the scapula in the rehabilitation of shoulder injuries. *Journal of Athletic Training*, **35** (3), 364–372.

Willems, J.M., Jull, G.A. & Ng, J.K. (1996) An in vivo study of the primary and coupled rotations of the thoracic spine. *Clinical Biomechanics*, **11**, 311–316.

Winstein, C., Wing, A.M. & Whitall, J. (2003) Motor control and learning principles for rehabilitation of upper limb movements after brain injury. In: *Handbook of Neuropsychology* (eds J. Grafmann & L.H. Robertson), Vol. 9, 2nd edn, pp. 77–137, Elsevier Science, Edinburgh.

Yue, G. & Cole, K.J. (1992) Strength increases from the motor program: Comparison of training with maximal voluntary and imagined muscle contractions. *Journal of Neurophysiology*, **67**, 1114–1123.

8 リハビリテーション環境に求められるパートナーシップ：ボバース概念の24時間アプローチ

クレア・フレサー (Clare Fraser)

リハビリテーション環境におけるパートナーシップ

　本章では、リハビリテーションにおけるマクロ環境の設定とその内容、およびシーティングやポジショニング、24時間概念の実現といったミクロ環境について検討する。また、患者が「学習環境」に置かれる経験と、効果的なリハビリテーション実践のためにあるべきパートナーシップについても考察する。急性期、亜急性期および長期的なリハビリテーションの各段階について考慮し、明確にしていく。

　患者のリハビリテーションの旅は、「最良の実践」によって導かれるべきであり、患者に接する集学的チームが個々バラバラに介入するべきではない。チームにおける高いレベルの技術の提供と実践には、教育知識、トレーニングやスキルの練習が必要である。活動的な専門家や生産性の高いメンバーがリハビリテーションの全過程を通じて患者の回復を促すよう、チームが密接に連携し、共に学び、教育時間を確保するよう動機付けられなければならない。継続的回復の過程において、最も効率的な姿勢や運動、機能を達成することが、チームメンバー間で形成されたパートナーシップの責任となるだろう。

　このパートナーシップは、患者が回復のどの段階にいるのかによって、チームの異なるメンバー間で変化する。例えば、意識レベルが低い患者や急性期患者では、患者本人、親族、看護師と医師との間のパートナーシップが最も強いものになるかもしれない。このパートナーシップの相互作用を通じて、最大の参加促進が追求される。リハビリテーション過程に存在する遷移の偏りは、これらのパートナーシップに変化を生み出す。セラピストは、

治療的介入を提供することや患者が自分の環境内で学習できるようにすることだけでなく、他のパートナーシップの介入についての導入を提案し、リハビリテーション過程における最良の結果を促進する必要がある。

リハビリテーションは、極めて早期に始まり患者が自分の全潜在能力に達成する最終段階に至るまで連続的で継続的なものである。チームメンバーそれぞれが患者とのパートナーシップを通じて、相互に関わり合い、サポートすることで、患者が学習し新しいスキルを身につけることを（「不可能」ではなく）「可能」にすることが、多職種チームの役割である。例えば、「時間を節約する」という理由で、誰かが患者の両足を同時に持ち上げてベッドの外へ降ろすやり方をするのではなく、患者の体重移動を理解しそれを促進することで、臥位から坐位になる過程で、患者自身が自分の足をベッドの外に降ろす事ができるようにする。これは学習を強化して回復過程を強化することを目的とする。

スキルを機能に応用する練習の機会は、患者とそれに関わる多職種チームメンバーとの間のパートナーシップによって支えられるべきである。リハビリテーションチーム内の主要メンバーは、看護師、サポートスタッフ、理学療法士、作業療法士、言語聴覚士、神経心理士、脳卒中コーディネーター、医療スタッフ、そして家族や友人である。

リハビリテーション過程における患者の役割は、障害による制限の範囲内で相互作用し、患者自身の機能制御を再学習することである。患者はリハビリテーションの全過程を通じて、可能な限り意思決定に関わる情報を入手し、サポートを受けなければならない。ボバース概念の適応は、患者が自分の環境と相互作用し、効果的で望ましく適切な反応を周囲に返すことができるようにすることを目指している。運動回復と制御は、神経可塑性の過程を通じて、環境の中で目的とする課題の実行が成功することによって高められる。

脳卒中ユニットでのリハビリテーションは、一般病棟と比較して有意に死亡率を軽減することが示されている（約28%）(Langhorne et al. 1995; Stroke Unit Trialists Collaboration 2007)。専門的な24時間マネージメントを提供する一貫性のあるチームの導入と、そこから組織的な脳卒中ユニットへのキャリーオーバー、これらが高い生存率と回復、家庭復帰のための独立に不可欠な要素である (Langhorne et al. 1995; Kalra et al. 2000)。

課題特化型のトレーニングや反復は、皮質における機能再編をもたらす(Nelles et al. 2001; Jang et al. 2003)。研究によると、トレーニングまたはリハビリテーションは皮質表象の増加とその後の機能回復をもたらすのに対し、リハビリテーションやトレーニングの欠如は、皮質表象を減少させ、回復を遅らせることが示されている(Teasell et al. 2005)。リハビリテーションに一貫性のある24時間アプローチを設定することは、患者にとって有益な回復のために最大限の神経可塑的再編を実現することを可能にする。

ボバース概念は、患者がリハビリテーションの過程を成功させるために「積極的な学習者」になる必要があることを認識している。課題の妥当性と適切性は、要求される感覚の誘導と発現する運動パターンのすべてを異なったものにし、それゆえ運動回復を高める。リハビリテーションに関わる個人から見て、想像上の無意味な対象物へのリーチは、ティッシュを箱から抜き出したり、服の袖を通したりすることと同じ運動パターンを生成することはなく、それゆえ学習を生み出すこともない。課題は、個人一人ひとりにとって意味のあるものでなければならない。

　運動学習理論は、効果的な学習環境を作り出すものは何か、また個々のニーズを満たすリハビリテーションプログラムをデザインする方法についてセラピストに教えてくれる。患者が積極的な学習者になることを助け、これをサポートする環境を創り出すことが、多職種チームの役割である。受け身な受け手が積極的な学習者になることは決してなく、リハビリテーションを最大限に活用することは決してない（Bobath 1990）。積極的な学習者は、有意義な課題練習に従事し、挑戦し、関わる必要がある。

　妥当性のある活動の練習は、リハビリテーションの成功を手に入れる上で、おそらく最も効果的な治療テクニックである（Trombly & Wu 1999）。運動学習の原理の実践応用は、例えば、洗濯や更衣、食事中の手の機能の移行および習得など、患者の日常生活活動（ADL）を通じて探られなければならない。練習機会を通じたスキルの移行は、患者の一日の予定を立てる際に、充分考慮されなければならない。

初期

　神経障害患者は、初期の脳あるいは脊髄ショックの時期にあり、姿勢と運動のシステム制御を統合することができない。患者は重力に抗して直立姿勢を維持することが困難になると、適切なアライメントと活動レベルを生み出すことができなくなる。筋緊張低下と筋力低下の存在は、姿勢安定性の欠如を代償するよう自律的に調節し、それにより固定が及ぼされる。これは、機能的スキルの達成に必要な選択運動の活用を妨げる（Edwards 2002）。

姿勢の管理

　姿勢制御のリハビリテーションは必要不可欠であり、よりよい安定性と定位によって、患者が環境と相互作用できるようにする。個人または身体の一部の姿勢のとり方をみていく

際、姿勢制御は選択運動の基盤となる活動的な構成要素である。姿勢制御の回復と、それによる機能の回復に影響を与える要因としては、支持、シーティングと適切なアラインメント、患者によるアラインメントの修正などがある(Amos et al. 2001)。患者がハンドリングされ、移動され、環境の中を動けるようになる方法が、すべての回復段階での成功を最適化する。

患者の環境は、積極的学習とそれに続く回復を促進する上で重要であり、運動を容易にすることで成功と動機付けを育てるべく、適合させる必要がある。患者一人ひとりの認知や知覚障害を考慮する必要がある。治療台や枕、ドアフレームや壁などの潜在的な環境的制約の治療的使用により、空間障害、視覚や知覚の障害を支援することができる。運動パフォーマンスが向上すると、より大きな挑戦を生み出すよう環境サポートを徐々に適応させることができる。

患者が自立を高めるにつれ、我々は代償活動のレベルが患者のリハビリテーションを侵害しないよう、患者の安全性を考慮する必要がある。課題の練習中に適切に促通を減らしたり、なくしたりする決定は、目標達成の過程で患者がエラーを起こし、それを認識して修正することを可能にする。促通要素は、個人や環境だけでなく、患者が目指す機能的目標の選択に影響し、それは現実的かつ有意義でなければならない。

ボバース療法は、感覚や固有感覚情報の適切な様式の適用を通して、機能的日常生活活動に関連する運動の効率性を向上させる。

- 早期に立位や立位からの坐位を促通することで、重力曝露および支持基底面の変化を注意深く用いること
- 選択的運動と機能的課題を用いることで、安定性と可動性の協調的活動を生み出す(例えば、患者が坐位や立位でタオルを使って自分の身体を拭く)
- 回旋、アラインメントおよび圧縮による遠心性筋の制御と長さ(例えば、背臥位から側臥位への運動の促通)
- 促通や運動の速度とタイミング(例:機能的なリーチと把握活動)

脳卒中後48時間以内早期に立位を取ることは、恒常性のために安全であることが示されている(Panayiotou et al. 2002)。早期の立位は、姿勢筋緊張の回復を促進し、神経系に上行性情報を増やし、姿勢定位を助け(Edwards 2002)、「非麻痺側」の正常性を維持することに必須であるため、これは急性期の患者のために重要である。

回復のためのポジショニングとシーティング

　良好なシーティングとポジショニングの目的は、充分な姿勢支持を提供し、体幹と四肢の適切なアライメントと安定性を可能にすることである。それによって、転倒の恐怖を減らし、その時の姿勢の構えに対する代償固定の必要を減らすことができる。これは患者に、椅子や広い環境の中で積極的かつ適切に動く基礎となる支持基底面を与える。シーティングとポジショニングは、特に緊張低下した部位を支えるためにタオルや枕を使用して外的支持として使う場合がある（亜急性期患者の図8.1および図8.2を参照）。これは、低覚醒／低意識状態の患者においては特に重要である。

　肘掛椅子や車椅子の坐位は、快適性を最大化し、姿勢と機能的活動を高めるために十分なサポートを提供する必要がある（Reid 2002）。坐位時に適切かつ安定したポジショニングを行わなければ、患者は姿勢機能障害のリスクにさらされ、機能的スキルと継続的回復の達成に支障を来す。不快感と背中の痛みは、車椅子利用者に共通である（Samuelsson et al. 2001）。最適な坐位と移動システムを決定するために、各患者について徹底的な評価がなされる必要がある（Taylor 2003）。

　セラピストは、電動車椅子が有益と見込まれる患者へこれを提供することを検討すべきである（Canning & Sanchez 2004; Massengale et al. 2005）。これにより、代償戦略を行う要求を増すことなく、患者の自立レベルが高められる。患者は、安全に電動車椅子を使用するために必要な知覚や認知能力を備えている必要がある。

　坐位での機能的活動のパフォーマンスは、骨盤に与えられるサポートの質に大きく影響される（Hastings et al. 2003）。骨盤へのサポートは、より垂直な姿勢アライメントとそれによる体幹のアライメント、安定性およびリーチの能力を生み出す。適切な背部のサポートにより機能的なリーチが最適化されることに加えて（May et al. 2004）、姿勢を支持する坐位は頭部制御に影響し、ひいては嚥下と摂食の技能（Redston & West 2004）、一回換気量と換気法（Landers et al. 2003）に影響する。

　研究では、患者が機能的活動のために自らの上肢を自由にできるよう、体幹に姿勢サポートを与えることの重要性が支持されている（Michaelsen & Levin 2004）。これは患者の疲労レベルを低下させる可能性もある。体幹の過剰な動揺を制御するために枕やシーツを使用することは、早期の患者のために安定性を提供する理想的な方法で、少なくとも一側の上肢を機能的にする（図8.3）。

　疲労は、急性期・亜急性期の患者において重要な因子であり、姿勢筋の疲労を悪化させるような固定戦略を防ぐために効果的に管理する必要がある。患者が24時間参加する様々な姿勢のポジショニング・プログラムは、家族や介護者を含む多職種チームによって

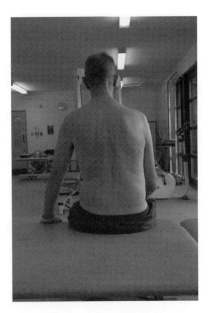

図8.1 右近位帯の顕著な低緊張および体幹両側の伸筋活動低下に対する左体幹と上肢の固定

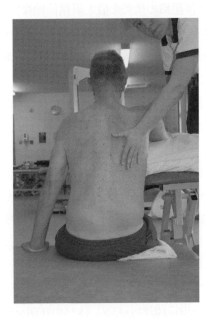

図8.2 右の骨盤と大腿部の下へのタオルの使用、および右上肢への枕のサポートは、固定を低減し、体幹の活動を向上させる。左上肢は、以前のような屈曲への固定や把握に使用されるのではなく、弱い体幹をサポートするためにより適切に使われている。重い右上肢を治療台に乗せて免荷し、知覚的に物理的に環境に近づけることは、より直線的伸展を可能にし、頭頸部を自由にする。セラピストは、固有受容感覚と感覚の入力を提供し、改善したアラインメントと支持基底面との相互作用の中で、姿勢と運動制御を促通する

分業され、継続されるべきである。治療セッション中の安静位は、セラピーによる最大の効果を達成するために、一部の患者で必要になることがある(図8.4)。

重度障害の患者では、快適性、姿勢サポートの改善、坐位の安定性向上、圧の除去、ベッド以外での休息などのために、後方傾斜した車椅子によって恩恵が得られるかもしれない(Dewey et al. 2004)。24時間アプローチは、様々な適切な姿勢、抗重力活動、課題練習の促通を通じて、回復を促進する。

最適なポジショニングとそれが神経疾患患者の予後に与える影響に関するエビデンス、統一見解およびガイダンスは不足している(Siew & Hwee 2007)。患者は、効率的な神経筋および筋骨格系を維持するために最適なさまざまな肢位を考察する必要がある。

関節や軟部組織の潜在的変化に対処するための姿勢から姿勢への運動

ポジショニングは、最終可動域の位置に長時間置かれることで関節可動域が減少することを防ぐために、関節や軟部組織の構造を最大限機能的なアラインメントにしなければならない。ヒトの運動に関する多職種チームの知識があれば、分節制御を通じた姿勢アラインメントの変化、適切な安定性と可動性、患者側の開始と参加の奨励が促される。介護職や看護師、セラピスト内での対話的なプロセスを通じた姿勢から姿勢への運動は、関節可動域の減少、適応性短縮の発生などの筋長の変化といった特定の問題に取り組むことを可能にする。遠位部キーポイントは、坐位のときや移動中の足関節と足部の内反、坐位のまたはベッドに寝た切りにされた患者に見られる手関節の過屈曲などの外傷に対して特に無力である。姿勢から姿勢への移行に対する多職種チームアプローチは、遠位部キーポイントからの活性化を組み込むことができる。

片麻痺性肩部痛は、脳卒中の一般的な合併症である(Turner-Stokes & Jackson 2002)。これがリハビリテーションを妨害し、予後の不良と入院期間の延長に関連する場合がある。肩部痛は、緊張低下した軟部組織と関節包に対する長期間のストレッチが原因である可能性があり(Sahrmann 2002; Turner-Stokes & Jackson 2002)、亜脱臼した肩甲上腕関節への外傷に関連付けられている場合がある(図8.5参照)。アダ他 Ada et al. (2005)は、筋の拘縮による関節可動域への影響や痛み、将来的な機能的転帰を防ぐため、できるだけ早期から、少なくとも1日に30分間、麻痺側肩を外旋位にポジショニングすることを薦めている。しかし、デヨング他 de Jong et al. (2006)は、30分を1日2回でも、機能的に関連する効果には十分ではないかもしれないことを示唆している。これらのことは、望ましい運動パターンを促進する機能的活動に組み込むことと合

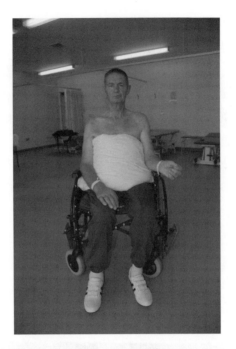

図8.3 車椅子内での体幹の枕副子は、座った姿勢で代償的な左上肢をより自由に安静させることができる

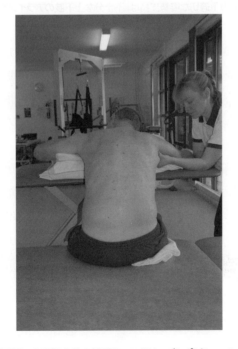

図8.4 脆弱で低緊張の右肩複合体の慎重なハンドリングとポジショニングで前傾坐位を取らせることで、治療セッション中の疲労管理を可能にする

8. リハビリテーション環境に求められるパートナーシップ

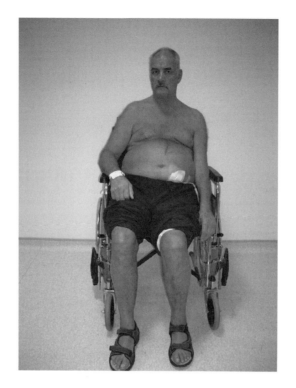

図8.5　特に左体幹の不適切な姿勢支持は、不十分な上下肢のアラインメントを生じる

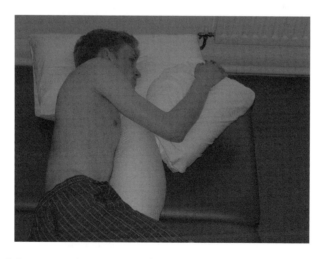

図8.6　体幹の安定性と麻痺側上肢のサポート、および頭頸部の中間位アラインメントを提供する枕の適切な使用

わせて考慮する必要がある。関節窩の中で上腕骨頭を支え、運動パターンの一部として上腕骨の動きを促す肩甲上腕関節を慎重にハンドリングすることは、多職種チームのメンバーすべてに不可欠であり、特に清拭や更衣などの活動中に行うことが必要である。関節包および周辺組織への不用意なストレッチとインピンジメントを防止するために、上腕をしっかりと支える必要がある(図8.3および図8.6参照)。

感覚遮断の克服と身体図式の刺激

　患者が可能な限り麻痺側の身体部位を日常生活活動に関連付けることを確実に行えば、感覚遮断の克服と、身体図式の維持に向けた継続的な情報の提供に役立つ。活動の背景に応じて、視覚と体性感覚情報など、あらゆる状態の感覚入力を強化するべきである。例えば、椅子で休んでいるときやテーブル上に置いて食事をするときなど、腕と手は、適切なポジショニングによって患者の視野内に置かれるべきである。患者へ求心性情報を提供するために日常生活活動を使用することは、24時間管理のリハビリテーションプログラムが患者の経験に違いをもたらすことができる一例である。身辺介助活動の中で、看護と作業療法のスタッフは、清拭中に患者が麻痺側上肢と手を使ってタオルで顔や反対側上肢を拭くのを手伝うことができる。

　更衣は、身体的、認知的および知覚的な要素で構成される困難かつ複雑な作業であり、全体課題練習の前に、かなりの部分課題練習を要する可能性がある。このように、患者の参加が促される。前述のような更衣の促通における一つの重要な目標は、受動的に四肢の上に衣服を置くのではなく、衣服に手足を能動的に入れることである。

　脳卒中後の手の浮腫は一般的である(Geurts et al. 2000)。浮腫は、関節可動域を減らし、身体部位と環境との感覚的な相互作用を制限することで、神経系に上行する効果的な求心性情報を減らし、皮質表象を減少させるため、身体図式を崩壊させてしまう。浮腫は、重力への依存の少ないポジショニング、機能的活動と練習、圧縮および適切な圧迫衣服の使用、および手の接触定位反応(CHOR) (第7章を参照)の達成によって管理できる。

　感覚のリハビリテーションプログラムも、感覚統合の回復を促進するための患者の治療介入において不可欠である。多様な感覚様式を取り入れた集中的な手のプログラムは、学習性不使用の影響を減らすことを目指している(van der Lee et al. 1999)。これは、リハビリテーション過程の最初から組み込まれる必要がある。感覚リハビリテーションプログラムは、介護者、近親者または友人に教えることのできる練習要素であることが多い。

知覚的失見当識のため正中線に定位できない患者は、動くことに恐怖を感じる。患者に身近な物理的および知覚的環境の中で、患者をより安全にすることで、この恐怖を最小限に抑えることが重要である。椅子に座った患者でも、枕や家具の支えに囲われ身辺を包囲された空間にある患者においても、患者周辺の開放空間を減らすことによってこれを達成できる（図8.3参照）。患者が移動中や運動中にできるだけ多くの制御と意思決定ができると、この恐怖をさらに抑制することにつながる。

1日のスケジュール ─ 練習の機会

　初期評価に続いて、治療チームは患者のタイムテーブルの予定作成と実行について議論し、計画するために、統合された臨床推論のスキルを使用する必要がある。これには、患者の姿勢の制限、疲労のレベルや治療プログラムの目標に基づいて、患者一人ひとりのニーズを評価する必要がある。例えば、坐位からの立ち上がりと早期の立ち上がりの準備が活用できるよう、朝ベッドから起き上がることに患者が参加するよう理学療法士が働きかける場合、それは治療上最も有益であろう。更衣の練習は、無視状態の上肢をより良く統合するよう促す作業を含める必要があり、朝の食卓での完全な相互作用や促進された食事の管理のための理想的な準備になる場合がある。さらに、多職種チームが1日のスケジュールを注意深く作成することで、運動と姿勢の治療を受けた後、直ちに機能的活動に従事できるような練習の機会を患者に与えられるため、治療介入の順序に対して同じ「臨床推論」アプローチを用いることを検討するべきである。例えば、半側無視の問題に対し、作業療法で麻痺側の手を刺激し、対象物に対する機能的使用を促通した後に食事を摂るということは、最終的な機能目標のためにこれらのスキルを組み合わせる上で理想的な方法であろう。同様に、より強い姿勢制御、頭頸部アライメント、坐位バランスを理学療法セッションで得た後に言語聴覚療法セッションを受けることは、1日の計画として優れており、実践の機会とキャリーオーバーを促進するだろう。チームのパートナーシップと臨床推論により、患者に最善の回復の転帰が促進される（図8.7）。

　姿勢制御の回復を助けるために満足のいく方法で重力に抗するまで適切な時間を患者が過ごすことが不可欠である。また、患者はポジションの変化を可能にする十分な休息期間を取る必要がある。1日を通して患者が自身のペースを守り、姿勢や運動のスタミナを構築するのである。治療セッションは、休憩時間と家族や介護者の訪問時間も配慮されるべきであり、もしそれが適切であれば、患者は治療セッションに参加して、チームとパートナーシップを構築できる。

合同治療セッション ── 一貫したアプローチ

　合同治療セッションを一緒に実施することは、患者の一日を通して、またチームの実践を通して一貫したアプローチを促進する。合同セッションでは、例えば、作業療法士と看護スタッフが協力して、清拭と更衣の活動を行ったり、理学療法士と作業療法士が患者と一緒にキッチンで活動を行ったりする。これは患者の一日への介入に、必要とされる姿勢制御に従った質を加えることになる。例えば、体重移動の場合、キッチンの戸棚へリーチしなが

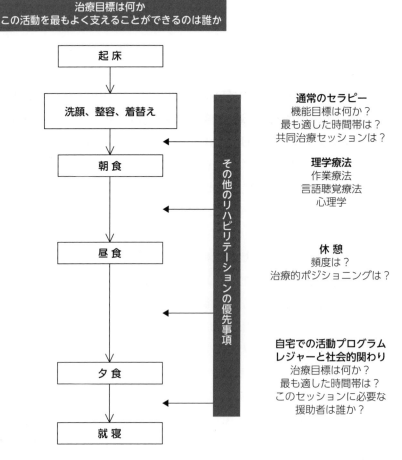

図8.7　1日のスケジュール。四角の部分は日常生活の基本的活動を示している。これらは、患者のリハビリテーションの目標を最大化するために促通できる。その他のリハビリテーションの優先事項は、多職種チームで合意され、患者のニーズに個別化される。Sue Raineの許可を得て再作成

8. リハビリテーション環境に求められるパートナーシップ

らの体重移動がセラピストによって促通されながら、お茶を入れるといった課題の順序と参加が追求される。

治療提供の強度

　治療の程度と頻度の問題に対して、決定的に答えられるエビデンスはまだこれからである。専門的なケアが伝統的なケアに比べて回復に影響を与えることが知られている(Wagenaar & Meyer 1991a, b)。一方、専門的なケアが生み出す違いは何か、例えば、チーム医療、積極的な家族の参加、専門スタッフの教育、早期の治療開始、あるいは治療の強度という点はまだ明らかではない。

　ラングホーン他 Langhorne et al. (1996) とクワッケル他 Kwakkel et al. (1997) はいずれも、より集中的な理学療法の介入が死亡または悪化といった転帰不良の減少に関与しており、また実際に回復率を高めることができると結論付けている。

　リハビリテーション期間内のより集中的な治療の提供が障害と活動レベルに効果的であることが、エビデンスにより裏付けられている。専門的なリハビリテーションの強度増加は、リハビリテーションの24時間概念を通した多職種チーム全体の介入によって可能になる。強度は、日常生活活動や歩行速度(Kwakkel et al. 2004)の改善を示し、リハビリテーション環境で過ごす期間を短縮する（Slade et al. 2002）。しかし、使われる治療方法の種類は、文献の中で明らかにされていない。

在宅プログラム

　急性期の段階から家庭や社会を基盤とした身体活動プログラムに至るまで、効果的なリハビリテーションが重要で、個人の在宅プログラムは、この移行をよりスムーズにしてくれる24時間アプローチの一部である(Engardt & Grimby 2005)。運動練習とホームプログラムはリハビリテーションにおいて価値があり、発表されている結果は概ね期待通りである(Ramas et al. 2007)。

　患者が理学療法の活動に参加するときに、毎回必ず理学療法士がいる必要はないことを認識することが重要である（Olney et al. 2006）。患者は自らのリハビリテーションをコントロールするために、積極的な参加者であることに自信をもつ必要がある。実際、患者の機能的目標に焦点を当てられ、患者の現在のリハビリテーション介入に有意義な優れたデザインのプログラムは、良好な動機付けとなり、患者とその家族に力を与えるのに役立つ(Jones et al. 2000; Williams 2007)。

患者は、実践と継続的な練習による利益を得るために、病棟と家庭の両方で、患者の「自由時間」を使用することに積極的に関与する必要がある（Olney et al. 2006）。これは患者の日常生活の一部である必要がある。

　患者が自分の洗濯や炊事を管理し、「朝食」や「コーヒーショップ」、「ニュースグループ」に参加することは、リハビリテーションの環境を豊かにし、余暇時間の素晴らしい利用になり、退院や発症前の活動へ復帰するための準備になる（Sargeant et al. 2000）。治療の援助なしで練習することができる患者にとって、リハビリテーションジム機器を使用したり、サーキットトレーニングをしたりすることは有用であり（Carr & Shepherd 2003）、日常生活活動を達成するための指導は、素晴らしい「人生の復帰」のリハビリテーション経験になる。しかし、すべての患者はそれぞれに異なり、各自が興味を持ち動機付けられた活動に従事する必要がある。

　患者は続発性体調不良の影響を実感するだろう。このため、治療チームは現実社会に復帰するための優先事項として、入院中も退院時も、心血管が健康な状態に戻ることを考慮することが重要である。在宅プログラムは、その日一日と生活の質（QOL）全体を通して、疲労、スタミナのレベル、エネルギー消費能力の問題に影響するこの問題に対処するべきである。屋外歩行、丘、斜面、不整地（砂、草や砂利など）、階段やエスカレーターなどに挑戦することは、運動制御と健康の両方のために必須の経験である。備え付けのバイクやトレッドミルなどの標準的なジム設備の慎重かつ適切な使用は、一部の患者にとって、治療プログラムの補助として活用できる（Engardt & Grimby 2005）。退院後、外来のリハビリテーションプログラムの定期的な取り組みの一つとして、レジャー施設でのジムやプールなどのレジャー活動への復帰に取り組んでもよい（Engardt & Grimby 2005）。必要に応じて、練習プログラムに関する細部の指導と注意を確実に行えるよう、これらの領域内で治療評価を行うことが重要となる。

職場復帰

　労働年齢の患者のうち、41％から49％が脳卒中のリハビリテーションプログラムの後に仕事に復帰している（Vestling et al. 2003）。その大半が、退院後18ヶ月以内に復帰している。認知能力が保たれていることに加えて歩けることが、復職の可能性と最も高く相関する（Vestling et al. 2003）。失語症患者、重大な筋力低下のある患者、入院の長い患者は、復職の可能性が低かった（Black-Schaffer & Osberg 1990）。

　職場に復帰した人たちは、復帰していない人に比べ、幸福度と生活満足度が有意に高

かった。職場に復帰していない人たちの QOL スコアは大幅に減少することが分かっているので、強力なコミュニティとサポートサービスが必要である（Hopman & Verner 2003）。

多職種チームは、個々の問題、再雇用、再教育とさらなる教育、家庭の役割、性的関係、運転、公共交通機関の利用や個人的な余暇の興味などについて緊密に連絡を取り合い、関連支援機関と一緒に患者中心のリハビリテーションプログラムを推進し、これらの目標に対応する。

ケーススタディ

個人データ

JSさん 66歳
2006年5月、部分的前方循環症候群（PACS）
独居、近くに家族が居住
独立移動可能
元大学教師、作家、音楽家（ギター演奏）

障害	活動目標
下肢 ● 左股関節と骨盤の弱化 ● 一側下肢支持（SLS）の低下	ガーデニング、バランス、階段昇降のスキル、様々な地形での方向転換を含む機能的歩行
体幹（両側） ● 選択性と直線的伸展制御の欠如と、それによる四肢の活動に必要なフィードフォーワード安定性の欠如	
上肢 ● 左肩甲胸郭関節の不安定性 ● 回旋筋腱板の筋力低下 ● インピンジメント痛 ● 連合反応（AR） ● 上腕骨頭の前方亜脱臼 ● 手内在筋群の筋力低下 ● 前腕と手の軟部組織の適応性	炊事、コンピュータのキーボード操作、日常生活活動（入浴を含む）、ギター演奏の改善

臨床仮説

近位帯（骨盤／股関節および肩）における姿勢制御の欠如は、不適切な先行随伴性姿勢調節（APAs）を及ぼす。これは、機能的な歩行と上肢の活動において、遠位部キーポイントの感覚相互作用に影響を及ぼす。

代償的固定戦略に上肢が関与していると、上肢の回復、特に手の機能の回復に影響する。

仮説

肩甲上腕関節におけるアラインメントと運動選択制を改善するとともに近位部の姿勢制御を促通するAPAsの改善により、さらに機能的な手の回復が可能になる。環境と手の相互作用（CHOR）の改善を促すことにより、今度は、上肢の近位部制御と強さを継続的に回復させる機会が生まれる。

治療介入

肩甲骨をタオルで支えながら背臥位を取らせ、安静位での中間アライメントと胸郭との適合性増大を確保し、肩甲上腕関節のハンドリングによってより適切な初期リーチパターンを促通した。手がより柔らかく広がるようになり、その一方で肘関節の伸筋制御の促進に特化した入力とその結果としての肩の安定性が実現した。これによりCHORが改善され、手指、手関節と肘関節の選択的伸展が伴った。これが閉鎖型運動連鎖の改善を成功させ、手が環境と相互作用することと適切な筋の強化練習の機会を持つことが可能になった。

適切なアライメントを維持して股関節の伸展を利用し、左上肢のリーチパターンを使って姿勢変換中の近位肩甲帯の活動を生み出しながら、患者を右側臥位へと促通した。支持基底面と接する体幹にタオルを加えてより高い安定性を提供し、姿勢適応のために右体幹と支持基底面との相互作用の改善を促した（図8.8）。

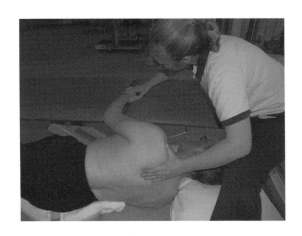

図8.8　右側臥位。対側上肢の活動のための適切な姿勢安定性のために、右側を安定させる

患者の前で狭い治療台を使用すると、リーチパターンの順序を促通する間に、左手が面と相互作用を持つことが可能になり、肩甲胸郭関節の安定性が改善した。多くの場合、非麻痺側の安定性が損なわれており、上肢の機能回復を達成するためには、慎重に考慮される必要がある。例えば、非麻痺側の効率的な一側下肢支持が、対側の麻痺側上肢の回復には必要である。この姿勢の構えで効果的に治療するための姿勢制御が不十分で

ある場合は、巻いたタオルを使って、患者の制御が十分になるまで安定性を加えることができる。

　壁に押し当てたジムボールを使用して立位で体重移動しながら、さらに肩甲帯・骨盤帯の相互作用の改善が図られた（図8.9と8.10）。この可変的な支持により、体重移動をもたらすために骨盤帯・肩甲帯の活動を動員しながら、持続的で適応的なコア安定性活動が促された。体重移動の程度を患者に案内し、骨盤帯・肩甲帯および体幹の直線的伸展制御を促す手がかりを与えることで、患者の目的にうまく結びつく相互作用的で挑戦的な練習をもたらした。この肢位で、バランスおよび姿勢制御とともに強さとスタミナのトレーニングが改善された。

　この制御をさらに階段で促し発展させる治療は、一側下肢支持のために左股関節伸展を得るという、この患者の治療における重要部分であった。全可動域を通した動的制御と強化により、これらのスキルを縁石、スロープおよび不整地といった屋外環境へ移行させるよう促通した（図8.11）。

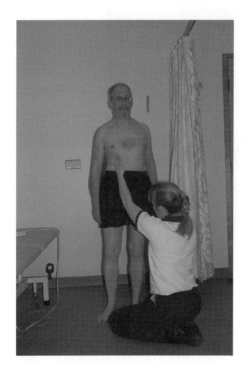 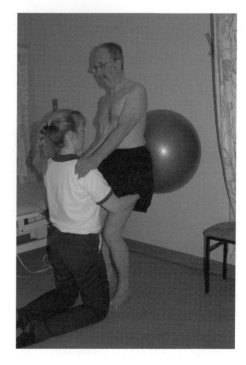

図8.9および8.10　立位で直線的伸展の改善を得る。セラピストは、股関節から能動的伸展を促通している

さらに、下肢全体を通した直線的伸展の動員に加えて、骨盤帯と体幹が、上肢が機能するための安定性の基盤を提供した。現実の屋外環境は、挑戦的かつ刺激的で、運動の制御をより大きく促進させるとともに、より綿密な機能的運動解析を可能にした（図8.12）。

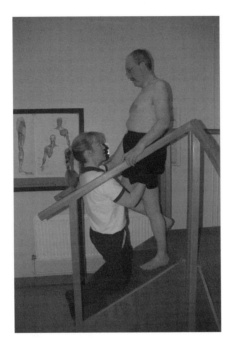

図8.11 機能的なパフォーマンス改善のための動的な股関節の伸展制御の促通。セラピストは、大転子から外側に左股関節を安定させ、股関節外転筋、伸筋の活動を促通する

回旋筋腱板を大きく関与させて肩甲上腕リズムとリーチ開始の改善を獲得したことで、連合反応は減少した。治療プログラムは、手の活動に大いに注目して、患者のキッチンを治療環境とし、手内在筋の筋力改善を促した。手の集中的刺激、手掌の姿勢制御および安定性によって、課題における機能が改善した（図8.13）。

患者が軽いタッチで自らの環境内での接触を維持し、定位刺激によって姿勢制御を改善するよう、CHORを有用にする治療は重要であった。患者はどこかに上肢と手を「置く」ことができ、他の課題を行う間、それが邪魔になることなく維持できることを望んでいた。例えば、リーチパターンの最中に彼の腕をコートの中に伸ばすよう軽く促すなど、初め

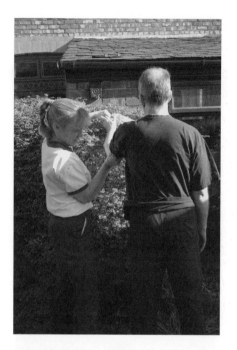

図8.12　挑戦的な環境での機能的リーチと把握

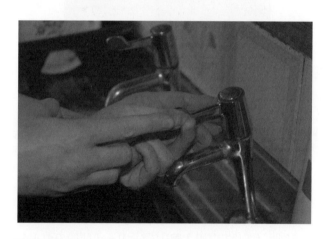

図8.13　機能的課題のための手の姿勢制御の練習

に彼の手を近くの面に置いて接触を維持するよう促すことで、患者は自身の上肢の筋の長さを作り、面に接触し続けるために必要な伸筋の制御を用いることが可能になった。

　手の姿勢制御のためにCHORと手の強化の治療を組み合わせる際には、手指1本の選択性を可能にする基盤の姿勢の維持にも注意が向けられた。母指球と手掌構造内の

筋骨格系の短縮の問題は、より適切なアラインメントの手関節上で（全体的に前方に亜脱臼）、長さを促通することによって解決された。この手関節と手の姿勢制御の改善を促す間、示指はキーボード上で機能するための新たな選択的運動を行うことができた（図8.14と8.15）。

　風呂に入るという患者の目標は、バスハンドルに関連する運動制御のために必要な肩甲骨セットを改善する目的で使われた。この制約された環境の中で、足の上に質量中心を得ることがこの患者には主に難しく、動的バランスと安定化課題の中で、上肢を関与させるために回旋の促通が必要だった。浴槽への移動により、筋骨格系構造の問題（膝関節痛）だけでなく、筋力の問題が明らかになった（図8.16～8.18）。治療によりこの目標をより自立的に達成し続けている。しかし、この患者が自宅にて一人で継続的にこの課題に取り組むことは現実的ではないため、この課題は治療セッション内の治療的練習に限られる。

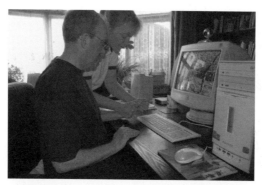

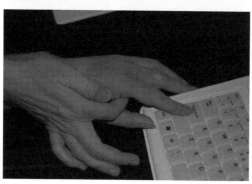

図8.14および8.15　機能的課題を達成するために意味のある環境での治療。セラピストは、示指の適切な力と活性化のために、第二近位指節間関節の初期安定性を提供する

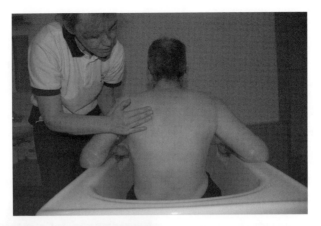

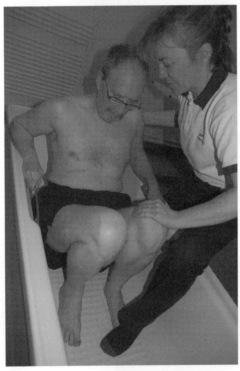
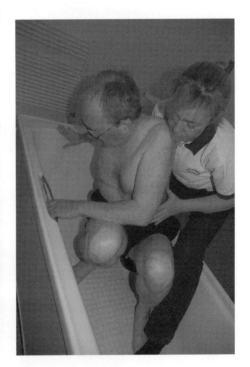

図8.16-8.18　浴槽から出る促通の活性化

　患者の手に特化したモビライゼーションと筋力強化、機能的な課題実践および心的イメージが、ホームプログラムの基礎であった。成果として肩関節外旋の改善がみられ、それによりギターを保持することができ、併せて、左手指のより高い個別化と選択性が得られた（図8.19）。

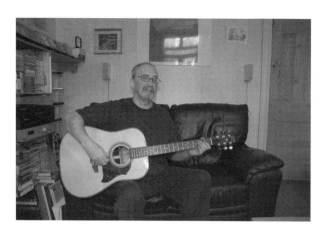

図8.19　治療後、ギターを演奏するJSさん

結果の評価

患者は8週間の期間のうち、開始時と終了時に評価された。Bohannon Ordinal Swayテストは、被験者の立位バランスを評価するために設計された7点満点の順序尺度である（Bohannon et al. 1993）。これは特に、二足支持の立位から一側下肢支持への移行を評価するもので、患者の機能的制御の変化に対し感度が高かった。JSさんは、4点から6点に改善し、一側下肢支持における動的制御および安定性の改善と機能に対するその影響が認められた。

Motor Club Assessment 評価は30点満点のテストで、うち10点は上肢に関するもので、肩、上肢と手の活動に焦点を当てている（Ashburn 1982）。JSさんは21点から30点に改善し、特に肩甲複合体での選択性と手の機能的制御の改善が認められた。

目標達成尺度（GAS）（Gordon et al. 1999）は、少ない連合反応で手が面へリーチできるという患者自身の目標を評価するために使われた。GASの結果については、表8.1を参照されたい。表8.2に、転帰測定のそれぞれの結果を要約する。

8週間の外来理学療法コースの後、JSさんはガーデニングなどの野外活動への参加が増え、屋外での移動に自信がついた。彼は少ない連合反応で、より効率的なリーチパターンを有している。習得した事柄としては、つまみ動作、ギターのコードポジションへの手の早期プレシェイピング、缶切りを使用するなどキッチン用品の使用改善が挙げられる。

表8.1　目標達成尺度（GAS）の結果

GASの基準	
−2	8週間で、連合反応を伴い介助にてリーチが可能。しかし、手を支持面に置くことはできない
−1	8週間で連合反応を伴い介助にてリーチが可能。手は閉じているが支持面に置くことが可能
0	8週間で連合反応を伴いリーチが可能。手は閉じているが支持面に置くことが可能
+1	8週間で連合反応を伴わず介助にてリーチが可能。手を開いて支持面に置くことが可能
+2	8週間で連合反応を伴わずリーチが可能。手を開いて支持面に置くことが可能

表8.2　転帰測定のそれぞれの結果のまとめ

測定	治療開始時	治療終了時
Bohannon Ordinal Sway	4（60秒間両足で立位を保つ）	6（60秒間片脚で立位を保つ）
Motor Club Assessment（上肢）	21点	30点
GAS	−1（40点）（第4章参照）	+2（70点）

まとめ

　ボバース概念は、「24時間」アプローチの重要性を考慮し、治療セッションだけでなく一日全体を通して患者の回復の機会を最適化することの重要性を認識している。患者が自身の環境内で持つすべての相互作用が、最適な運動を促進することを目指すべきであり、その結果、望ましい神経可塑的適応が生み出され、最大限の回復が得られる。ポジショニングや日常生活活動などの分野での効果的な教育は、最良の結果を達成するために、家族や介護者を含むリハビリテーション環境の中で構築されなければならない(Jones et al. 2005)。

　患者は、課題を真に機能的なものにし日常生活へと移行できるよう、異なる様々な環境で運動の質を改善し維持することが必要である。患者の課題への挑戦を様々に変化させつつ、環境への適応を発展させていくことは、豊富な求心性制御の供給源をもたらす。患者の運動のレパートリーを改善するために、また24時間に渡って学習を統合するために、多職種チームによって提供されるリハビリテーション環境内での実践の機会が必要不可欠である。

重要な学習ポイント

- ボバース概念は、機能回復を最大限にするために実際的な学習環境を推進することを目指す24時間概念である
- 機能的に関連する状況を作り出すことで、患者が積極的な学習者となるよう促し、運動学習を促進する。これには実践の機会を創出することが含まれ、必要に応じて多職種チームの全メンバーが関与する
- 姿勢管理と早期の立位をリハビリテーションプログラムに組み込むことで、治療は姿勢活動に関して有意義な体験を達成することを目指すべきである
- すべての活動において、患者の全身への意識と正中線定位を維持することで、感覚遮断を防ぎ、患者の身体図式を改善する
- セラピーによる入力の強度は、回復にプラスの効果を持ち、在宅プログラムへ組み込むことで、患者が学習を確立できるようにする
- 職場復帰、社会活動への参加を含む生活の質の因子は、ボバースセラピストの主要な目的であり、効率的な運動に関する理解を患者の治療に組み込む

参考文献

Ada, L., Goddard, E., McCully, J., Stavrinos, T. & Bampton, J. (2005) Thirty minutes of positioning reduces development of shoulder external rotation contracture. *Archives of Physical Medicine and Rehabilitation*, **86** (2), 230–234.

Amos, L., Brimner, A. & Dierckman, I. (2001) Effects of positioning on functional reach. *Physical and Occupational Therapy in Geriatrics*, **20** (1), 59–72.

Ashburn, A. (1982) A physical assessment for stroke patients. *Physiotherapy*, **68**, 101–113.

Black-Schaffer, R.M. & Osberg, J.S. (1990) Return to work after stroke: Development of a predictive model. *Archives of Physical Medicine and Rehabilitation*, **71** (5), 285–290.

Bobath, B. (1990) *Adult Hemiplegia: Evaluation and Treatment*, 3rd edn. Heinemann Medical Books, London.

Bohannon, R.W., Walsh, S. & Joseph, M.C. (1993) Ordinal and timed balance measurements: Reliability and validity in patients with stroke. *Clinical Rehabilitation*, **7**, 9–13.

Bosco, G. & Poppele, R. (2001) Proprioception from a spinocerebellar perspective. *Physiological Reviews*, **81**, 539–567.

Canning, B. & Sanchez, G. (2004) Considering powered mobility for individuals with stroke. *Topics in Stroke Rehabilitation*, **11** (2), 84–88.

Carr, J. & Shepherd, R. (2003) *Stroke Rehabilitation: Guidelines for Exercise and Training to Optimize Motor Skill*. Butterworth-Heinemann, London.

Dewey, A., Rice-Oxley, M. & Dean, T. (2004) A qualitative study comparing the experiences of tilt-in-space wheelchair use and conventional wheelchair use by clients severely disabled with multiple sclerosis. *British Journal of Occupational Therapy*, **67** (2), 65–74.

Edwards, S. (2002) *Neurological Physiotherapy: A Problem Solving Approach*, 2nd edn. Churchill Livingstone, London.

Engardt, M. & Grimby, G. (2005) Adapted exercise important after stroke, acute and long-term effects of different training programs. *Lakartidningen*, **102** (6), 392–394.

Geurts, A.C., Visschers, B.A., van-Limbeek, J. & Ribbers, G.M. (2000) Systematic review of aetiology and treatment of post-stroke hand oedema and shoulder-hand syndrome. *Scandinavian Journal of Rehabilitation Medicine*, **32** (1), 4–10.

Gordon, J., Powell, C. & Rockwood, K. (1999) Goal attainment scale as a measure of clinically important change in nursing-home patients. *Age and Ageing*, **28**, 275–281.

Hastings, J.D., Fanucchi, E. & Burns, S. (2003) Wheelchair configuration and postural alignment in persons with spinal cord injury. *Archives of Physical Medicine and Rehabilitation*, **84** (4), 528–534.

Hopman, W.M. & Verner, J. (2003) Quality of life during and after inpatient stroke rehabilitation. *Stroke*, **34**, 801–805.

Jang, S.H., Kim, Y.H., Cho, S.H., Lee, J.H., Park, J.W. & Kwon, Y.H. (2003) Cortical reorganisation induced by task-orientated training in chronic hemiplegic stroke patients. *Neuroreport*, **14**, 137–141.

Jones, A., Tilling, K., Wilson-Barnett, J., Newham, D.J. & Wolfe, C.D.A. (2005) Effect of recommended positioning on stroke outcome at six months: A randomized controlled trial. *Clinical Rehabilitation*, **19**, 138–145.

Jones, F., Mandy, A. & Partridge, C. (2000) Who's in control after a stroke? Do we disempower our patients? *Physiotherapy Research International*, **5** (2), 249–253.

de Jong, L.D., Nieuwboer, A. & Aufdemkampe, G. (2006) Contracture preventive positioning of the hemiplegic arm in subacute stroke patients: A pilot randomized controlled trial. *Clinical Rehabilitation*, **20**, 656–667.

Kalra, L., Evans, A., Perez, I., et al. (2000). Alternative strategies for stroke care: A prospective randomised controlled trial. *The Lancet*, **356**, 894–899.

Kwakkel, G., Wagenaar, R., Koelman, T.W., Lankhorst, G.J. & Koetsier, J.C. (1997) Effects of intensity of rehabilitation after stroke: A research synthesis. *Stroke*, **28**, 1550–1551.

Kwakkel, G., van Peppen, R., Wagenaar, R.C., et al. (2004) Effects of augmented exercise therapy time after stroke: A meta-analysis. *Stroke*, **35**, 2529.

Landers, M., Barker, G., Wallentine, S., McWhorter, J.W. & Peel, C. (2003) A comparison of tidal volume, breathing frequency, and minute ventilation between two sitting postures in healthy adults. *Physiotherapy Theory and Practice*, **19** (2), 109–119.

Langhorne, P., Dennis, M.S. & Williams, B.O. (1995) Stroke units: Their role in acute stroke management. *Vascular Medical Review*, **6**, 33–44.

Langhorne, P., Wagenaar, R.C. & Partridge, C. (1996) Physiotherapy after stroke: More is better? *Physiotherapy Research International*, **1**, 75–88.

van der Lee, J.H., Wagenaar, R.C., Lankhorst, G.J., Vogelaar, T.W., Deville, W.L. & Bouter, L.M. (1999) Forced use of the upper extremity in chronic stroke patients: Results from a single-blind randomized clinical trial. *Stroke*, **30** (11), 2369–2375.

Massengale, S., Folden, D., McConnell, P., Stratton, L. & Whitehead, V. (2005) Effects of visual perception, visual function, cognition, and personality on power wheelchair use in adults. *Assistive Technology*, **17** (2), 108–121.

May, L.A., Butt, C., Kolbinson, K., Minor, L. & Tullock, K. (2004) Wheelchair back-support options: Functional outcomes for persons with recent spinal cord injury. *Archives of Physical Medicine and Rehabilitation*, **85** (7), 1146–1150.

Michaelsen, S.M. & Levin, M.F. (2004) Short term effects of practice with trunk restraint on reaching movements in patients with chronic stroke: A controlled trial. *Stroke*, **35** (8), 1914–1919.

Nelles, G., Jentzen, W., Jueptnes, M., Mueller, S. & Diener, H.C. (2001) Arm training induced brain plasticity in stroke studied with serial positron emission tomography. *Neuroimage*, **13**, 1146–1154.

Olney, S.J., Nymark, J., Brouwer, B. et al. (2006) A randomized controlled trial of supervised versus unsupervised exercise programs for ambulatory stroke survivors. *Stroke*, **37** (2), 476–481.

Panayiotou, B., Saeed, S., Fotherby, M., Al-Allaf, K. & Crome, P. (2002) Antihypertensive therapy and orthostatic hemodynamic responses in acute stroke. *American Journal of Hypertension*, **15**, 37–41.

Ramas, J., Courbon, A., Roche, F., Bethous, F. & Calmels, P. (2007) Effect of training programs and exercise in adult stroke patients: Literature review. *Annales de Readaptation et de Medecine Physique*, **50** (6), 438–444.

Redstone, F. & West, J.F. (2004) The importance of postural control for feeding. *Pediatric Nursing*, **30** (2), 97–100.

Reid, D.T. (2002) Critical review of the research literature of seating interventions: A focus on adults with mobility impairments. *Assistive Technology*, **14** (2), 118–129.

Sahrmann, S.A. (2002) *Diagnosis and Treatment of Movement Impairment Syndromes*. Mosby, Missouri.

Samuelsson, K., Larsson, H., Thyberg, M. & Gerdle, B. (2001) Wheelchair seating intervention. Results from a client-centred approach. *Disability and Rehabilitation*, **23** (15), 677–682.

Sargeant, R., Webster, G., Salzman, T., White, S. & McGrath, J. (2000) Enriching the environment of patients undergoing long-term rehabilitation through group discussion of the news. *Journal of Cognitive Rehabilitation*, **18** (1), 20–23.

Siew, M.L.Y. & Hwee, B.W. (2007) A comparison study on nurses' and therapists' perception on the positioning of stroke patients in Singapore General Hospital. *International Journal of Nursing Practice*, **13** (4), 209–221.

Slade, A., Tennant, A. & Chamberlain, M.A. (2002) A randomized controlled trial to determine the effect of intensity of therapy upon length of stay in a neurological rehabilitation setting. *Journal of Rehabilitation Medicine*, **34** (6), 260–266.

Stroke Unit Trialists Collaboration (SUTC) (2007) Organised inpatient (stroke unit) care for stroke. *The Cochrane Database of Systematic Reviews*. Art No. CD000197. DOI: 10.1002/14651858.CD000197.pub2.

Taylor, S.J. (2003) Innovations in practice. An overview of evaluation for wheelchair seating for people who have had strokes. *Topics in Stroke Rehabilitation*, **10** (1), 95–99.

Teasell, R., Bitensky, J., Foley, N. & Bayona, A. (2005) Training and stimulation in post-stroke recovery brain reorganization. *Topics in Stroke Rehabilitation*, **12**, 37–45.

Trombly, C.A. & Wu, C.Y. (1999) Effect of rehabilitation tasks on organization of movement after stroke. *American Journal of Occupational Therapy*, **53** (4), 333–344.

Turner-Stokes, L. & Jackson, D. (2002) Shoulder pain after stroke: A review of the evidence base to inform the development of an integrated care pathway. *Clinical Rehabilitation*, **16**, 276–298.

Vestling, M., Tufvesson, B. & Iwarsson, S. (2003) Indicators for return to work after stroke and the importance of work for subjective well-being and life satisfaction. *Journal of Rehabilitation Medicine*, **35** (3), 127–131.

Wagenaar, R.C. & Meyer, O.G. (1991a) Effects of stroke rehabilitation, I: A critical review of the literature. *Journal of Rehabilitation Science*, **4**, 61–73.

Wagenaar, R.C. & Meyer, O.G. (1991b) Effects of stroke rehabilitation, II: A critical review of the literature. *Journal of Rehabilitation Science*, **4**, 97–109.

Williams, S. (2007) The role of patient education in the rehabilitation of people with spinal cord injuries. *British Journal of Neuroscience Nursing*, **3** (2), 48–53.

索引

Bohannon Ordinal Sway Test 209, 210
Motor Club Assessment 209, 210

あ

足
　活性化 126, 127, 146
　感覚刺激 140, 142
　感覚入力 126
　感覚認識 146
　坐位からの立ち上がり 85, 87-8
　坐位からの立ち上がりのための肢位 87
　坐位からの歩行 96
　前方体重移動 112
　足部背屈 130
　体重移動 113
　立位から坐位への運動 92-3
1日のスケジュール 197-8
一側下肢支持 (SLS) 124, 125, 126, 130, 201, 203, 204
　ケーススタディ 133, 134, 135
　トレッドミルトレーニングの準備 141, 146-48, 151

一側下肢の歩行周期 125
移動 85
　開始 128
　ケーススタディ 133
　結果測定 152, 153, 154
　システム制御 123
　制御 119
　速度 119
　体重免荷トレッドミルトレーニング 131-32
　二足歩行 119
　パターン 121
　皮質性制御 122-24
　必須要件 120-21
　歩行周期 124-25
移動の皮質性制御 122
　歩行開始 122-23
イメージ練習 10
腕の運動,可動域 26
運動
　介助の対策 100-01
　環境 98, 99
　機能的状況 99
　機能不全
　　仮説の生成 53-7
　　観察 53, 56, 58, 59
　健常な 24
　巧緻 28
　効率性 190
　効率的な 24

システム制御 31-2
　神経メカニズム 28
　制御 29-31
　　選択的〜の回復 48
　選択的 60
　戦略 10
　　最適化 15
　代償 12-13, 166
　知覚行動 24
　定型的な 25
　統合 4, 28
　認知的〜システム 24
　パターン 24, 34-5
　　異常な運動協調 2
　分析 26, 55-6
運動イメージ,手の筋力トレーニング 179
運動回復 188
運動学習 5, 9-11, 27-32
　筋の適切な動員 36
　顕在 27, 28-9
　原則 11
　潜在 27-8
　日常生活活動 189
　理論 4, 189
運動イメージ 16
運動遂行,即時 10
運動スキル,新しい 9
運動制御 12-15, 27-32, 200
　アプローチ 3-11

筋の適切な動員　36
システムアプローチ　4-11
　反復　13
運動制御のシステム・アプローチ　4-11
運動単位動員　139
運動力学／運動学　55
　立ち上がり動作　89
運動療法,非麻痺側上肢抑制　17, 175
エネルギー消費　200
エビデンスに基づく実践　54-5, 66

か

回旋　35
回旋筋腱板　162
回復レベルの予測　50
外来のリハビリテーション　200
踵接地　109, 125
　促通　141, 148
過緊張性　11
下肢
　アライメント　56-7, 60, 62
　　坐位からの立ち上がり　90
　伸展　149
　選択的運動　60
　促通　60, 61, 63
　直線的伸展　201, 204
　遊脚期　153
荷重　15
仮説演繹的推論　47-8
仮説駆動型推論　47-8
仮説の生成　56-8
　改良　57
　結果の評価　57-8

検証　57
ケーススタディ　133-4, 137
先行随伴性姿勢調節　202
課題　9-10
課題特化型の治療　12
課題特化型のトレーニング　188
可動域(ROM)
　減少　193
　肩複合体　131, 162, 166
　手　176
可動性得点　152
カナダ作業遂行測定（COPM）　67, 73-6
感覚運動行動,適応な／不適応な　25
感覚運動地図　27
感覚運動統合
　増加　140
感覚系　15
間隔尺度　71
感覚遮断,克服　196-7
感覚消失,後天性　31
感覚情報　190
感覚リハビリテーション　196
患者
　安全性　190
　環境　187
　最適なポジショニング　193
　積極的な学習者　189
　積極的な参加　199
　疲労管理　191, 194
　余暇時間　200
　リハビリテーションにおける役割　188
患者の安全性　190

患者の環境　187
関節窩　162, 163
関節,機能的アライメント　191, 193
期
　「一側下肢支持 (SLS)」も参照
　直線的伸展　201
基準関連妥当性　71
機能
　全体　68
　定義　67
　評価　67
機能的運動　23-40
　運動学習　27-32
　運動制御　27-32
　解析　205
　効率的な　24-5, 33-9
　最適でない　36
　制約の特定　52
　精度　38-9
　速度　38-9
　代償戦略　25-6
機能的活動　17
　坐位でのパフォーマンス　191
　上肢　191
求心性情報
　運動制御　29-31
　手　172
　日常生活活動　196
求心性入力操作　50
肩甲胸郭関節　165
　安定性　165
胸郭伸展　107
胸鎖関節　166
矯正器具　16
胸椎
　アライメント　167
　可動性　161
　姿勢　160

索引

巨大細胞核　122
筋
　可塑性　8-9
　強化　16, 37
　筋長の変化　193
　筋力低下　15, 36-7
　硬直　8
　コンプライアンスの生成　16
　事前にプログラム化された活性化パターン　35
　神経的駆動の弱化　32
　治療によって影響を及ぼす運動範囲　15
　不均衡　8
筋緊張
　調整　121
　低下　15
筋緊張, 異常な　2
筋骨格系　16
筋節　8
筋線維タイプ　8
筋長
　減少　9
　生成　16
　治療によって影響を及ぼす　15
筋電図(EMG), 立ち上がり動作　86
筋力トレーニング　36
　スタミナ　36-7
　筋力　36-7
　トレーニング　36
筋力低下　15
筋力トレーニング　36
　運動単位動員　139
　直線的伸展　201
　手の内在筋　173-4, 176, 178
　屈曲　35
　車椅子　191

後方傾斜した　193
痙直　11
　定義　11
頚椎, 姿勢　163
肩甲胸郭境界部, 動的安定性　158
肩甲骨　163-66
　安静時　163
　安定化　164
　安定性　160, 162, 165
　運動制御　135
　運動の方向　165
　可動性　161, 163-64
　機能障害　165
　筋の相互作用　167
　上肢挙上　166
　評価　135, 136
　不安定性　140
肩甲上腕関節　162-63
　亜脱臼　162, 163
　可動性　163
　上肢挙上　166
　ハンドリング　196
肩甲上腕リズム　166-68, 163-4
　改善　205
　比率の変化　166
肩甲帯の活動　203
顕在的情報　28
肩鎖関節　166
肩複合体
　亜脱臼　162, 163
　アライメント　163
　アライメント修正　164
　安定化　167
　安定性　167
　運動　166
　運動範囲　161
　回旋　207
　片麻痺性痛　193
　活性化　164

胸郭アラインメント　161
　筋強化　167
　緊張低下した　164
　肩甲骨機能障害　165
　肩甲上腕リズムの障害　168
　自動ロック機構　163
　上肢機能　166
　代償運動　166
　評価　135, 137
　モビライゼーション　140
肩峰の挙上　166
コア安定性　128
更衣　196
拘縮, 発症　8
構造的妥当性　71
口頭でのフィードバック, 同時付加的な　28
股関節
　運動　126
　外転筋強化　150
股関節戦略　35
　伸展　130, 140, 145
　リハビリテーション　204, 205
　内転　110
国際生活機能分類(ICF, WHO)　67-8
黒質網様部の脱抑制　124
個人的因子, 身体障害の影響　48
骨間筋
　活性化　180
骨盤
　足への体重移動　110
　動的安定性　94
骨盤傾斜　112, 113
　活性化　135
骨盤帯, 直線的伸展　204
固定具　16
固定, 補助具の使用　132

コミュニティバランス移動尺度　68
固有感覚情報　190
固有受容的認識　128

さ

坐位
　機能的活動のパフォーマンス　191
　高〜からのスタンディング・ダウン　130
　支えなしの　87
　座面の高さ　86
　能動的な姿勢　135
坐位からの立ち上がり(STS)
　動作　85
　安定相　91
　下肢アライメント　91
　仮説の改良　106, 109
　仮説の生成　105
　屈曲相　89-90
　ケーススタディ　133
　障害
　伸展相　91
　相　89-92
　体幹定位　105
　体重移動相　90-1
　治療介入　105-06
　手の機能　173
　手の接触定位反応　178
　年齢の影響　95-6
　臨床的具体例　102-116
坐位からの歩行 (STW)　85, 96
　年齢の影響　95
坐位から立位, 立位から坐位, への運動　85
　足の位置　87
　仮説の生成　105
　機能的条件　98-9

構成要素の制御　87
坐位からの歩行　85, 95, 96
座面の高さ　87
上肢　88
伸展　110
立ち上がり動作　89-92
立位から坐位　92
臨床的具体例　102-116
臨床的側面　97
在宅プログラム　199
最良の実践　187
サポート
　固定された支持基底面　35
　座面の高さ　87
三者間制御　121
視覚情報　31
視覚の過剰使用の減少　140
識別的指標　70
持久力　36
示指
　運動　181
　活性化　207
支持基底面(BOS)　191
　姿勢適応　203
姿勢
　管理　189
　システム制御　31
　神経メカニズム　28
　身体図式　29
　統合的制御　120
　内部表象　29
　フィードフォワード反応　31
　分析　33
　への運動　190, 193
　歩行　119
姿勢アラインメント
　分析　33

変化　193
姿勢安定性
　好ましい変化　62
　促通　61
姿勢活動　94
　強化　63
姿勢筋緊張の調整　121
姿勢筋低緊張　56
　克服　15
姿勢サポート, 体幹　191
姿勢制御　33
　改善　204
　回復　203
　崩れ　35
　障害　103
　上肢機能　158-59
　総合的　120
　フィードフォワード　97, 103-4
　歩行補助具　160
　リハビリテーション　187, 189-90
姿勢戦略, 最適化　15
姿勢調節「先行随伴性姿勢調節(APAs)」,「予期的先行随伴性姿勢調節(pAPAs)」を参照
姿勢適応, 支持基底面　203
姿勢の構え　34
　一側下肢支持　130
　側臥位　128
　背臥位　129
　腹臥位と腹臥位からのスタンディング・ダウン　130
指節間関節, 近位　207
膝関節
　運動　125
　伸展　127
　前方移行　135

索　引

ロッキング　94
質量中心（COM）
　坐位からの歩行　93
　前方移動　88, 89, 94
　立位から座位への運動　93
シナプス
　強化　5
　潜在的〜の活性化　6
視野
　腕のポジショニング　196
　対象物の位置　170
　手のポジショニング　196
手関節
　活性化　169
　姿勢制御　207
　伸展　174, 203
　接触定位反応　106
手掌構造, 短縮　206
順位データ　71
上位運動ニューロン（UMN）
　症候群　11
上位運動ニューロン（UMN）
　損傷　4
　運動代償　13
小指, 外転筋　180
上肢／上肢機能
　アラインメント
　　協調　88
　　坐位から立位、立位から坐位への運動のための　101
　回旋　207
　回復　158-83
　　可能性　50
　活動　191
　　改善　163
　患者自身の認識　163
　挙上　166
　近位部安定性　160
　肩複合体　162-68

坐位からの立ち上がり　88
支持　158, 163
姿勢制御　158-9
手　175
背外側システム　159
ファンクショナルリーチ　168
腹内側システム　159
指差し課題　168
リーチのための体幹協調性　173
リーチパターン　165
上腕骨頭　162
　支え　193
　支柱　166
職場, 復帰　200-210
除神経性過敏　6
神経可塑性　5-6
神経系可塑性　5
神経機能の修正　5
神経共役, 四肢間の　88
神経系
　可塑性　5-6
　再生　6
神経生理学　2
神経促通テクニック　29
身体図式, 刺激　196
診断的推論　47, 48-9
心的イメージ, 手の筋力トレーニング　179
伸展　35
信頼性　72
シーティング　187
錐体路損傷　2
推論, 積極的な過程　54
スキルの移行　189
スタミナのレベル　200
スタンディング・ダウンの評価　147
ステッピング

促通された　116
評価　153
ストレッチ, 治療的　128, 180
生体力学　55
世界保健機関（WHO）, 国際生活機能分類　67
赤核脊髄システム　32
　リーチと把持　169
脊髄中枢性パターン発生器（CPG）回路　121
脊髄網様体神経, フィードバック　122
積極的な学習者／患者の参加者としての役割　189
積極的な推論過程　53
接触, 局在化の評価　177
手の接触定位反応（CHOR）　106, 107, 178, 196
　改善　202
　先行随伴性姿勢調節　202
背中の痛み　191
治療
　相互作用的　14
　「治療介入」も参照
　目的　14-15
先行随伴性姿勢調節（APAs）　29, 31, 97
　仮説の生成　202
　緊張低下した肩複合体　164
　上肢の運動プログラム　170
　体幹の安定性　160
　適切な〜の欠如　161
　要求の生成　165
　立位から坐位　94
前庭情報　29
専門的なケア　199
操作　170

219

僧帽筋　165, 167-8
側臥位　128
　股関節／体幹筋　149
足関節
　坐位からの立ち上がり　90
　戦略　35, 141
　立位から座位への運動　92
速筋線維型　8
足趾, 伸展／屈曲　149
足部背屈　126
足趾離床　125
損傷後の神経可塑性の変化　6
　筋の要求　8
損傷, 神経可塑性の変化　6

た

体幹
　安定化　112
　運動　26
　解除　94
　活動の動員　89
　抗重力活動　164
　固定　192
　支持性を減らす　161
　姿勢サポート　191
　促通　107
　直線的伸展　201, 204
　定位　105
　　垂直姿勢　111
　動的安定性　94, 160
　立位から坐位　92
　リーチのための上肢協調性　171
体幹機能障害尺度　70
体系的練習　16
体重移動　204

体重免荷トレッドミルトレーニング　131
代償戦略　25-6
対象物の位置　170
体性感覚参照　15
体性感覚システム, それを刺激するか刺激しないか　7
体性感覚情報　30-1
体調不良, 続発性　200
大脳皮質間の神経結合　5
大脳皮質再構築　7
大脳皮質の可塑性　7
対話的推論　48
妥当性　70
知覚　29
知覚的失見当識　197
遅筋線維型　8
肘関節
　伸展　203
　把持のための手の定位　174
中手指節関節の伸展　169
中脳歩行誘発野(MLR)　123, 124
虫様筋　180
　活性化　181
治療介入
　課題特化型の　13
　ケーススタディ　133, 145-6
　合同セッション　198
　職場復帰　200
　提供の強度　199
治療の補助的手段　16
杖の使用　132
手
　運動
　　対象物に向けての　170
　　開始　174
　関節可動域　176

　管理　175
　機能　158
　求心性情報　172
　強化　203
　形成　175
　構成要素　177
　坐位から立位、立位から坐位への運動のための肢位　101
　姿勢制御　202
　姿勢制御／バランスに対する歩行補助の影響　160
　集中的刺激　205
　上肢機能　173
　「接触手定位反応（CHOR）」も参照
　選択性　206
　早期治療　175
　治療的ストレッチ　66
　定位　174
　内在筋の強化トレーニング　178
　脳卒中後の浮腫　196
　把持　174
　ハンドリング　176
　評価　176
　プレシェイピング　172
　目標指向運動　158
　モビライゼーション　208
　リハビリテーション　175
　リーチ　168
底屈　125
手指, 1本, 選択性　206
転帰
　定義　70
　評価　209
　目標とする　70
転帰測定　66
　移動　152
　種類　70

索　引

信頼性　72
選択　67
妥当性　71
データのレベル　70
特性　70
反応性　72
変化への感度　72
目的　70
天井効果　72
データのレベル　70
動員　35-6
動機付け，運動学習　48
橈尺関節，把握のための手の定位　174
トレッドミル　17
　体重免荷トレーニング　131
　トレーニングの準備　141
トレッドミルトレーニング
　踵接地促通　141，148
　促通しながらの　148
トレーニング
　課題特化型の　188
　特化性　26

な

内容的妥当性　71
軟部組織，機能的アラインメント　193
二足歩行　119
　直立支持　128
日常生活活動（ADL）　189
　運動の効率性　190
　求心性情報　196
入浴，促通の活性化　208
認知　28
認知能力，職場復帰　200
脳幹，姿勢制御の調節　31
脳卒中
　一側下肢支持　126

合併症　193
姿勢不安定性　32
重症度　26
上肢回復の可能性　50
職場復帰　200
目標達成尺度　76
脳卒中姿勢評価尺度　72
脳卒中ユニット，リハビリテーション　188
脳損傷
　後天性　6
　大脳皮質の可塑性　7
能力低下
　影響　48
　定義　67

は

背臥位姿勢の構え　129
背外側システム，上肢　159
背景的因子，身体障害の影響　48
把握　169，170，171
　〜とリリース　183
　〜のためのリーチ　171
　機能的　206
　強化　180
　協調性　183
　計画　174
　視覚的認識　174
　熟練した　173
　手の開き　174
把持，精密／強化　182
把持のための視覚的認識　174
パターン認識推論　47
ハムストリングス，強化　140
バランス　33
　改善　204
　回復　33

緊張低下した肩複合体　164
戦略　34
歩行補助の影響　160
反射抑制パターン／姿勢　2
反復　14
　運動単位動員　139
　大脳皮質の可塑性　7
　皮質における機能再編　188
パートナーシップ　187-211
　リハビリテーションの初期　189
膝立背臥位　129
　促通　138，139
膝立ち，腹臥位　141，147
膝立，能動的　138
肘掛椅子での坐位　191
皮質脊髄駆動　122
皮質脊髄システム　32
　感覚の構成要素　173
　操作の制御　170
　損傷　127
　発散と収束の原理　173
皮質における機能再編　188
腓腹筋
　強化　146
　促通　109
非麻痺側，筋変化　9
非麻痺側上肢抑制療法　17，175
評価指標　70
評価の手順　2，12，45，46
　改善の潜在能力　49
　回復レベルの予測　50
　観察　53，56，58
　患者の潜在能力　49
　機能　67
　求心性入力操作　50
　ケーススタディ　133

221

索引

積極的な推論過程　53
手　175
ボバース概念　50
問題解決型アプローチ　3, 48
ヒラメ筋　109
　強さの消失　127
　長さ　140
　消失　127
比率尺度　71
疲労管理　191
ファンクショナル（機能的）リーチ　168
フィードバック,増強　10
フォースプラットフォーム　126
腹臥位　130
　促通　139
　膝立ち　141, 147
腹内側システム,上肢　159
浮腫,手　196
ブリッジ,骨盤傾斜　112
平行棒　133
弁証的推論　48
包括的アプローチ　3
歩行　119
　足を高く挙上するパターン　140
　開始　122
　決定因子　121
　職場復帰　200
　統合的制御　120
　皮質的制御　121
　必須要件　120
　目標の観念化　124
　リズミカルな　129
　量的分析　152
歩行周期　124
　一側下肢　124
　皮質脊髄駆動　122
　遊脚期　124

立脚期　124
歩行補助具,姿勢制御／バランス　160
母指
　外転／伸展　174
　「母指球」も参照
母指球
　強化　182
　短縮　206
ポジショニング　193
　適切な　196
補助具　132
　歩行　160
　歩行補助具　160
ボバース概念
　現在の理論　3
　発展　1-3
　理論の臨床応用　12-17
ボバース概念講師会議（IBITA）　3
ボバース,カレル　1, 2
ボバース,ベルタ　1, 2-3

ま

麻痺側,筋変化　9
メイトランドのモビライゼーション　16
名目的データ　70
網様体脊髄神経　124
　フィードフォワード入力　122
　リーチと把握　169
目的指向型治療　13
目標設定　66
　目標達成尺度　76
目標達成尺度（GAS）　69, 76, 152
　一般的な目標　79
　活動目標　81
　期待される成果　76

スコア　76
制約　79
測定　209, 210
脳卒中　79
標準化された目標　77
変化の評価　74
目標設定　76
目標における変動要因　77
問題解決型アプローチ　3, 48

や

遊脚期　125
　圧力中心　153
床効果　72
床反力　126
指
　運動　180
　活性化　207
　伸展　203
　手指1本の選択性　206
指差し課題　169
予期的先行随伴性姿勢調節（pAPAs）
　立位から坐位　94
予測的指標　70

ら

理学療法,集中的な　199
立位
　自立　116
　促通　139
立位から坐位への運動　92
リハビリテーション
　1日のスケジュール　197
　外来の　200
　感覚　196
　患者の安全性　190
　患者の役割　188

強度　199
継続的　188
結果の評価　209, 210
在宅プログラム　199
姿勢から姿勢への移行　193
姿勢制御　189
初期　189
職場復帰　200
シーティング　191
脳卒中ユニット　188
ポジショニング　191
余暇時間　200
24時間アプローチ　187
リハビリテーションチーム　188
　合同セッション　198
　姿勢アラインメントの変化　193
　職場復帰　200
　メンバー　188
　役割　188
　臨床推論　197
菱形筋　165
量的歩行分析　152
臨床推論　54
　1日のスケジュール　197
　仮説の生成　55
　基礎　54
　分析　56
　モデル　47
リーチ　168
　加速期　172
　機能的　168
　体幹／上肢協調性　173
　対象物の位置　170
　手の動作　174
　認知的構成要素　172
　把握のための　85, 169
　パターン促通　203
　輸送期　169

練習／実践
　全体課題　14
　体系的　16
　特化させる　28
　評価　66
　部分課題　14

著者・監訳者・訳者

著者・編者

メアリ・リンチ・エラリントン (Mary Lynch-Ellerington)
英国理学療法士協会特別会員、ボバースシニアインストラクター

スー・レイン (Sue Raine)
ウォーカーゲイト・パーク神経リハビリテーション・神経精神医学の理学療法士の臨床責任者、ボバース成人基礎講習会インストラクター

リンジ・メドース (Linzi Meadows)
マンチェスター神経セラピーセンター・神経教育センターの臨床責任者、ボバース成人上級講習会インストラクター

著者

ジェニー・ウィリアムス (Jenny Williams)
ワーリングトンの脳卒中・頭部外傷クリニックのシニア理学療法士、ボバース成人基礎講習会インストラクター

ポール・ジョンソン (Paul Johnson)
ゲートシード健康NHS機関の神経学部門の理学療法士臨床責任者、ボバース成人基礎講習会インストラクター

ヘレン・リンドフィールド (Helen Lindfield)
ウィンブルドンのウォルフソンリハビリテーションセンター理学療法部門部長、ボバース成人基礎講習会インストラクター

デビィ・ストラング (Debbie Strang)
グラスゴーのヘヤームヤー病院理学療法士チームリーダー、ボバース成人基礎講習会インストラクター

リンネ・フレッチャー (Lynne Fletcher)
マンチェスター神経セラピーセンター・神経教育センターの臨床責任者、ボバース成人上級講習会インストラクター

キャサリン・コーナル (Catherine Cornall)
アイルランド、ダン・ラオグヘァーの国立リハビリテーション病院の理学療法部門臨床スペシャリスト、ボバース成人基礎講習会インストラクター

スー・アームストロング (Sue Armstrong)
グウェントNHS機関の臨床スペシャリスト、ボバース成人基礎講習会インストラクター

アン・ホーランド (Ann Holland)
ロンドンクィーンスクエアの国立神経系・神経外科病院理学療法部門臨床スペシャリスト、ボバース成人上級講習会インストラクター

ジャニス・チャンピオン (Janice Champion)
ケント　ジリンハムのミッドウェイ・マリタイム病院臨床スペシャリスト、ボバース成人基礎講習会インストラクター

クリスチン・バーバラ (Christine Barber)
ボバースセンター所長、ボバース成人基礎講習会インストラクター

クレア・フレサー (Clare Fraser)
NHS機関ウィラル大学病院理学療法部門のチームリーダー、ボバース成人基礎講習会インストラクター

著者・監訳者・訳者

監訳者

紀伊 克昌 (きい かつまさ)
森之宮病院リハビリテーション部名誉副院長
IBITAシニアインストラクター
1942年7月　福岡県に生まれる
1967年3月　日本医学技術学校卒業
1970年3月　ロンドンでボバース・アプローチ講習会10週間コース受講
1970年4月　肢体不自由児施設聖母整肢園勤務
1973年7月　ロンドンでボバース・アプローチ講習会上級コース受講
1977年1月　ロンドンでボバース・アプローチ講習会再研修
1982年6月　ボバース記念病院リハビリテーション部部長
1987年9月　国際ボバース講師会議シニアインストラクター
1996年9月　ボバース記念病院副院長
2003年4月　ボバース記念病院名誉副院長
2006年4月　森之宮病院名誉副院長

監訳書に『正常発達　脳性まひ治療への応用』(三輪書店)、共同編集書に『脳卒中の治療・実践神経リハビリテーション』(市村出版)、翻訳書に『片麻痺の評価と治療』(医歯薬出版)、共著書に『脳性麻痺の類型別運動発達』『脳性麻痺の運動障害』(共に医歯薬出版) など。

訳者

小野 剛 (おの たけし)
8章担当
IBITA基礎講習会インストラクター
国際ボバース成人基礎講習会インストラクター認定
特定非営利活動法人KNERC (ネルク) に所属

小室 幸芳 (おむろ ゆきよし)
7章担当
IBITA基礎講習会インストラクター
国際ボバース小児基礎講習会作業療法専任講師認定
国際ボバース成人基礎講習会インストラクター認定
森之宮病院リハビリテーション部副部長

木野本 誠 (きのもと まこと)
3章担当
IBITA基礎講習会インストラクター
国際ボバース成人基礎講習会インストラクター認定
森之宮病院リハビリテーション部理学療法科科長

高橋 幸治 (たかはし こうじ)
4章担当
IBITA基礎講習会インストラクター
国際ボバース成人基礎講習会インストラクター認定
森之宮病院リハビリテーション部理学療法科主任

日浦 伸祐 (ひうら のぶひろ)
2章、6章担当
IBITA基礎講習会インストラクター
国際ボバース小児基礎講習会インストラクター認定
国際ボバース成人基礎講習会インストラクター認定
森之宮病院リハビリテーション部副部長

真鍋 清則 (まなべ きよのり)
1章、5章担当
IBITA基礎講習会インストラクター
国際ボバース小児基礎講習会インストラクター認定
国際ボバース成人基礎講習会インストラクター認定
東生駒病院リハビリテーション科科長

翻訳協力

藤田 真樹子 (ふじた まきこ)
大阪大学人間科学部人間科学科卒業。翻訳書に『筋骨格系の触診マニュアル』『エビデンスに基づいた徒手療法』『治療効果をあげるための自動的・他動的ストレッチ』『リンパ浮腫マネジメント』(いずれもガイアブックス) など。

Bobath Concept
Theory and Clinical Practice in Neurological Rehabilitation

改訂新訳
英国ボバース講師会議による
ボバース概念

発　　　行　2016年11月1日
発　行　者　吉田　初音
発　行　所　株式会社 ガイアブックス
　　　　　　〒107-0052 東京都港区赤坂1丁目1番地 細川ビル2F
　　　　　　TEL.03(3585)2214　FAX.03(3585)1090
　　　　　　http://www.gaiajapan.co.jp

印　刷　所　モリモト印刷株式会社

Copyright GAIABOOKS INC. JAPAN2016
ISBN978-4-88282-973-7 C3047

落丁本・乱丁本はお取り替えいたします。
本書を許可なく複製することは、かたくお断わりします。